Ponte en forma sin moverte de tu silla

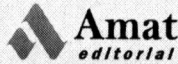
Amat
editorial

Amat Editorial, sello editorial especializado en la publicación de temas que ayudan a que tu vida sea cada día mejor. Con más de 400 títulos en catálogo, ofrece respuestas y soluciones en las temáticas:

- Educación y familia.
- Alimentación y nutrición.
- Salud y bienestar.
- Desarrollo y superación personal.
- Amor y pareja.
- Deporte, fitness y tiempo libre.
- Mente, cuerpo y espíritu.

E-books:
Todos los títulos disponibles en formato digital están en todas las plataformas del mundo de distribución de e-books.

Manténgase informado:
Únase al grupo de personas interesadas en recibir, de forma totalmente gratuita, información periódica, newsletters de nuestras publicaciones y novedades a través del QR:

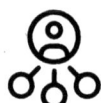

Dónde seguirnos:

 | @amateditorial

   | **Amat Editorial**

Nuestro servicio de atención al cliente:
Teléfono: **+34 934 109 793**
E-mail: **info@profiteditorial.com**

Taylor Spencer

Ponte en forma sin moverte de tu silla

Ejercicios y consejos para ayudarte
a estirar y fortalecer tu cuerpo

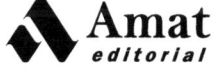

Descargo de responsabilidad

Este libro no pretende sustituir el consejo médico de un doctor o facultativo. Si tienes problemas de salud, siempre es mejor seguir los consejos de un profesional médico.

Los ejercicios incluidos en este libro buscan complementar las directrices de las autoridades sanitarias sobre el ejercicio físico, no reemplazarlas.

La edición original de esta obra ha sido publicada en lengua inglesa por Summersdale bajo el título *Get Fit While You Sit*, de Taylor Spencer.

© Taylor Spencer, 2024
© Profit Editorial I., S.L., 2024
    Amat Editorial es un sello de Profit Editorial I., S.L.
    Travessera de Gràcia, 18-20; 6º 2ª; Barcelona 08021

Diseño de cubierta: XicArt
Maquetación: Marc Ancochea

ISBN: 978-84-19870-12-4
Depósito legal: B 71-2024
Primera edición: Febrero de 2024

Impresión: Gráficas Rey
Impreso en España – Printed in Spain

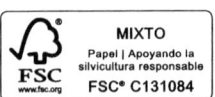

Índice

Introducción   6

Ejercicios para cabeza y cuello   8

Ejercicios para brazos y hombros 24

Ejercicios para la espalda 56

Ejercicios para las piernas 72

Ejercicios para los pies 88

Mejorar la postura 104

Respiración consciente 112

Epílogo. 125

Introducción

Bienvenido a *Ponte en forma sin moverte de tu silla*. Desde la década de 1950, el número de trabajos que requieren estar sentado durante largos periodos de tiempo ha aumentado considerablemente, y el oficinista medio pasa entre cuatro y nueve horas diarias en su escritorio. Estar sentado mucho tiempo puede provocar problemas de salud tales como rigidez muscular, tensión en los hombros, dolor de espalda y calambres en las piernas, que pueden acabar pasando factura a tu salud física y mental. Encontrar formas que te ayuden a moverte puede marcar una gran diferencia y, gracias a este libro, permanecer sentado no significa que tengas que adoptar una actitud sedentaria durante todo el día. Sigue leyendo para descubrir ejercicios que se centran en fortalecer y estirar partes específicas de tu cuerpo con el fin de ayudar a minimizar la rigidez muscular y mejorar tu movilidad.

Intenta convertir estos ejercicios y estiramientos en un hábito. Si los practicas todos los días, además de los ejercicios diarios recomendados por las autoridades sanitarias, se convertirán en algo natural.

Al realizar estos ejercicios, asegúrate siempre:

▸ De que la silla sea estable y esté en posición vertical. Si tu silla tiene ruedas, comprueba que las ruedas mantienen la estabilidad o de que puedan fijarse para que no se muevan. Lo ideal es elegir una silla en la que puedas sentarte con los pies apoyados en el suelo y las rodillas en un ángulo de 90 grados.

▸ De parar inmediatamente si experimentas algo fuera de lo normal (como mareos) o algún tipo de dolor.

▸ De empezar despacio e ir aumentando gradualmente el número de repeticiones a lo largo del tiempo, pero solo si te sientes capaz y te resulta cómodo.

▸ De que te mantienes hidratado.

▸ De que, además de llevar a cabo estos ejercicios, haces descansos regulares para levantarte y moverte aunque solo sea para prepararte una taza de té.

> **Si sientes un dolor considerable en alguna de las circunstancias que acabamos de mencionar, consulta a tu médico antes de iniciarte en cualquiera de estos ejercicios.**

Ejercicios para cabeza y cuello

La cabeza y el cuello pueden doler mucho cuando uno está sentado durante periodos prolongados. Muchos de nosotros mantenemos el cuello en tensión, lo que provoca dolor y rigidez en los músculos. Este dolor puede empeorar con una mala postura (véase la página 105) y mejorar con estiramientos suaves y regulares como los que encontrarás en este capítulo.

Ladeamiento de cabeza

Si sientes tensión en los músculos del cuello, este sencillo estiramiento te ayudará a liberarla. Solo debes ladear la cabeza hasta donde te resulte cómodo, es decir, notando en todo momento un estiramiento agradable. Prueba este estiramiento siempre que sientas dolor en el cuello.

Estira: cuello

▸ Siéntate recto con los pies apoyados en el suelo y la espalda apoyada en el respaldo. Empieza con los brazos colgando a los lados.

▸ Coloca la mano derecha sobre el hombro opuesto y presiona hacia abajo.

▸ Inclina suavemente la cabeza hacia la derecha, el lado opuesto a la mano, solo hasta donde te sientas cómodo.

▸ Mantén esta postura durante 5 segundos.

▸ Vuelve a realizar este ejercicio, esta vez con la mano izquierda.

▸ Repite otras dos veces en cada lado.

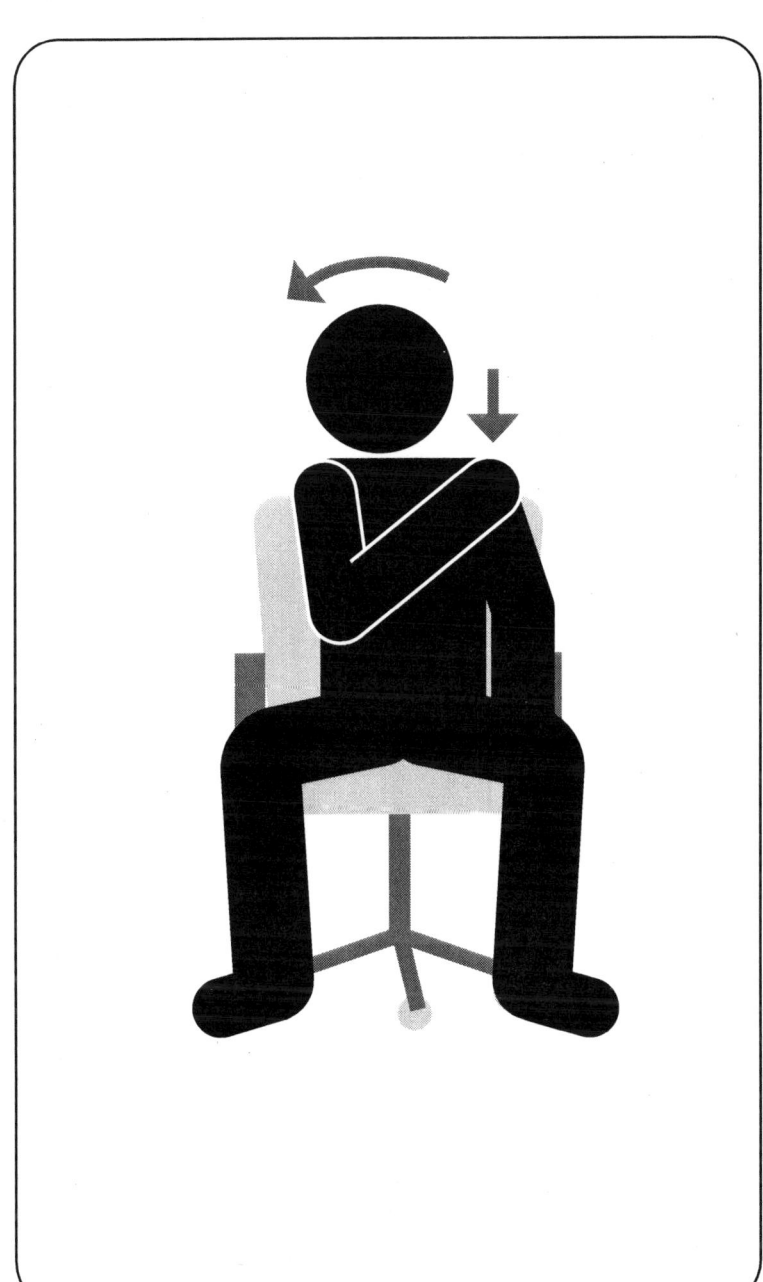

11

Rotación de cuello

Mantén el cuello flexible y móvil con este agradable estiramiento. Procura girar la cabeza solo lo que te resulte cómodo: debes notar un estiramiento suave. Si sientes dolor o molestias al realizar cualquier tipo de ejercicio o estiramiento, para siempre. Cuando estés listo para reanudar la actividad, trata de ser menos exigente contigo mismo.

Estira: cuello

▸ Siéntate recto con los pies apoyados en el suelo.

▸ Mira al frente y relaja los hombros al máximo. Deja que los brazos cuelguen a los lados o colócalos en los reposabrazos de la silla. Gira suavemente la cabeza hacia el hombro izquierdo tanto como te resulte cómodo.

▸ Mantén esta postura durante 5 segundos y, a continuación, lleva lentamente la cabeza hacia el punto inicial para mirar hacia delante.

▸ Vuelve a realizar este ejercicio, esta vez girando la cabeza hacia el lado derecho.

▸ Repite tres veces en cada lado.

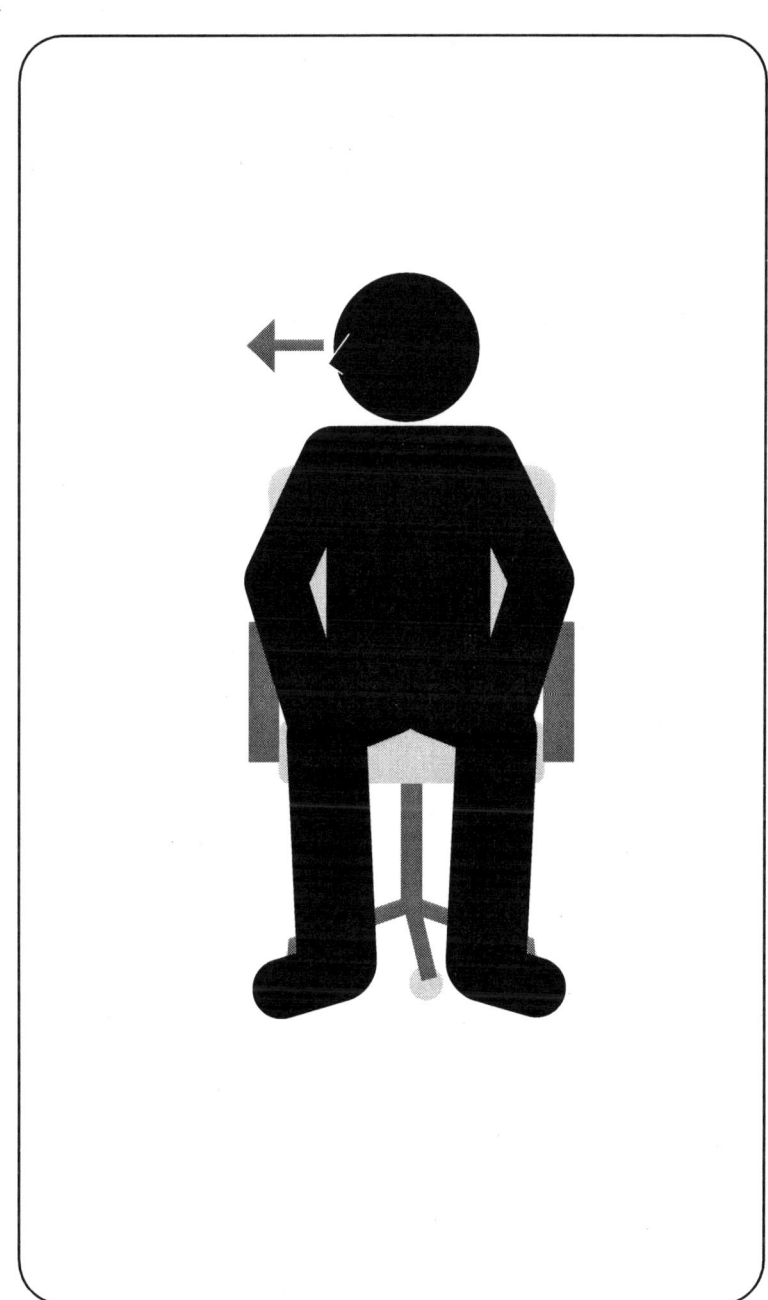

13

Giros de cuello

Al igual que sucede con cualquier otro ejercicio cervical, es importante moverse con suavidad cuando se intenta realizar un giro de cuello. Si sientes dolor o molestias, ajusta la postura hasta que te resulte cómoda.

> **Estira: cuello**

▸ Siéntate recto con los pies apoyados en el suelo, mirando al frente.

▸ Ladea suavemente la cabeza hacia la izquierda.

▸ Inclina la cabeza hacia delante, mirando hacia tu regazo.

▸ Gira la cabeza para que se incline hacia la derecha.

▸ Rota la cabeza hacia atrás hasta que mires hacia arriba.

▸ Vuelve a colocar la cabeza en posición vertical, mirando hacia delante.

▸ Realiza de nuevo este ejercicio, esta vez ladeando la cabeza hacia la derecha.

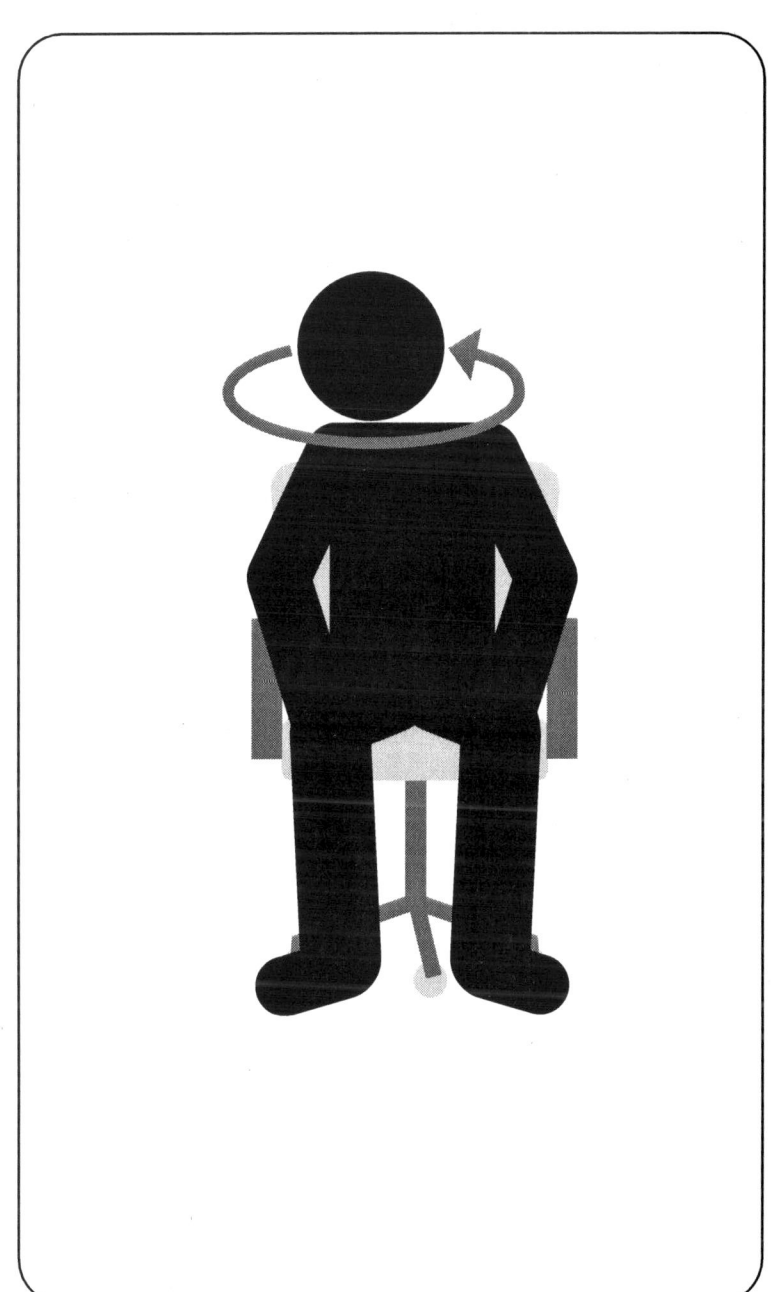

Estiramiento del trapecio superior

El músculo trapecio, que está situado en la base del cuello y se extiende por los hombros hasta la mitad de la columna vertebral, está dividido en tres zonas y desempeña un papel fundamental en la postura. Se trata de un músculo de tamaño considerable e importante que a menudo se resiente cuando nuestro estilo de vida nos mantiene sentados durante mucho tiempo, por lo que conviene cuidarlo.

Estira: cuello y parte superior de la espalda

▶ Siéntate recto con los pies apoyados en el suelo.

▶ Mantén la cabeza erguida de modo que las orejas estén alineadas con los hombros.

▶ Colocando la mano izquierda en el lado derecho de la cabeza, tira suavemente de ella hacia el hombro izquierdo hasta sentir un ligero estiramiento.

▶ Mantén esta postura durante 10-15 segundos.

▶ Vuelve a realizar este ejercicio, esta vez con la mano derecha en el lado izquierdo de la cabeza.

▶ Repite seis veces, alternando los lados.

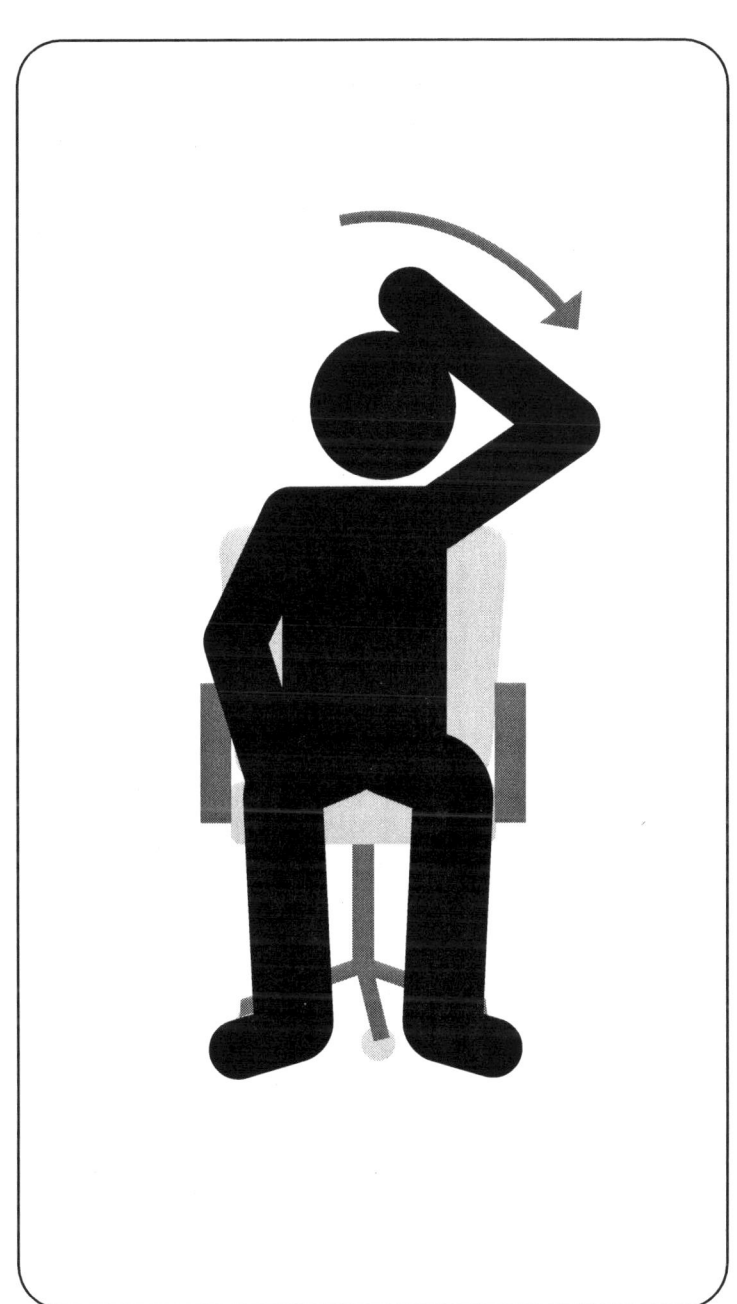

De la barbilla al hombro

Este ejercicio es excelente para aliviar el dolor de los músculos del cuello. Resulta especialmente útil después de pasarte el día encorvado sobre el teclado del ordenador.

> **Estira: cuello y hombros**

▸ Siéntate recto con los pies apoyados en el suelo.

▸ Gira la cabeza con la barbilla apuntando en dirección al hombro derecho.

▸ Inclina ligeramente la barbilla hacia abajo para sentir un estiramiento a lo largo del lado izquierdo del cuello.

▸ Colocando la mano derecha en el lado izquierdo de la cabeza, tira suavemente de ella para acercar la barbilla al hombro.

▸ Mantén esta postura durante 10-15 segundos.

▸ Vuelve a realizar este ejercicio, esta vez girando la cabeza hacia la izquierda.

▸ Repite dos veces en cada lado.

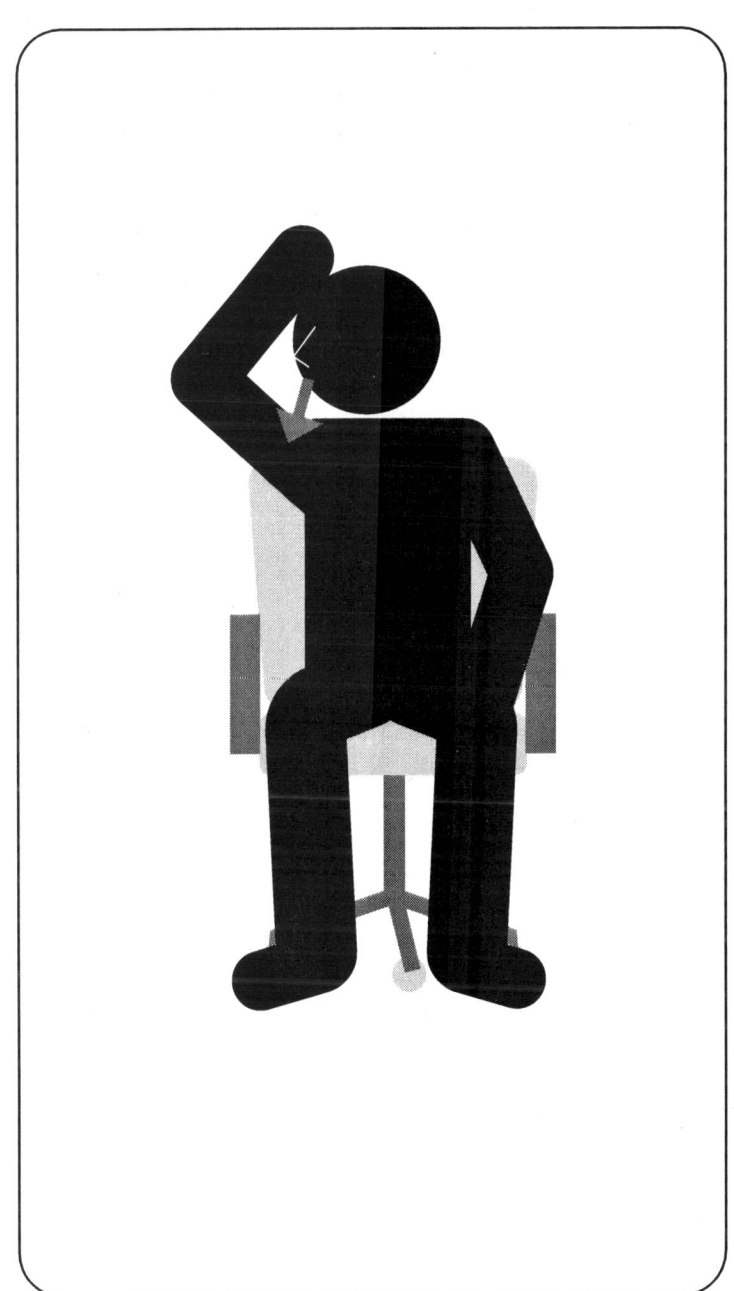

Estiramiento de ECM

El esternocleidomastoideo (ECM) es un músculo situado en el cuello. Probablemente lo reconozcas más como el músculo que te duele cuando llevas demasiado tiempo sentado en una postura encorvada. Cuando pasas mucho tiempo en el escritorio, o simplemente sentado en dicha postura, el ECM puede acortarse y tensarse. El objetivo de este ejercicio es liberar la tensión del ECM, flexibilizarlo y, con un poco de suerte, reducir el dolor de cuello.

Estira: cuello

▸ Siéntate recto con los pies apoyados en el suelo.

▸ Mira hacia delante con las manos en el regazo.

▸ Gira la cabeza hacia la izquierda y, a continuación, inclínala suavemente hacia atrás hasta que sientas un ligero estiramiento en el lado derecho del cuello.

▸ Mantén esta postura durante 20 segundos antes de girar suavemente la cabeza para regresar al punto inicial, mirando hacia delante.

▸ Vuelve a realizar este ejercicio, esta vez girando hacia la derecha.

▸ Repite tres veces en cada lado.

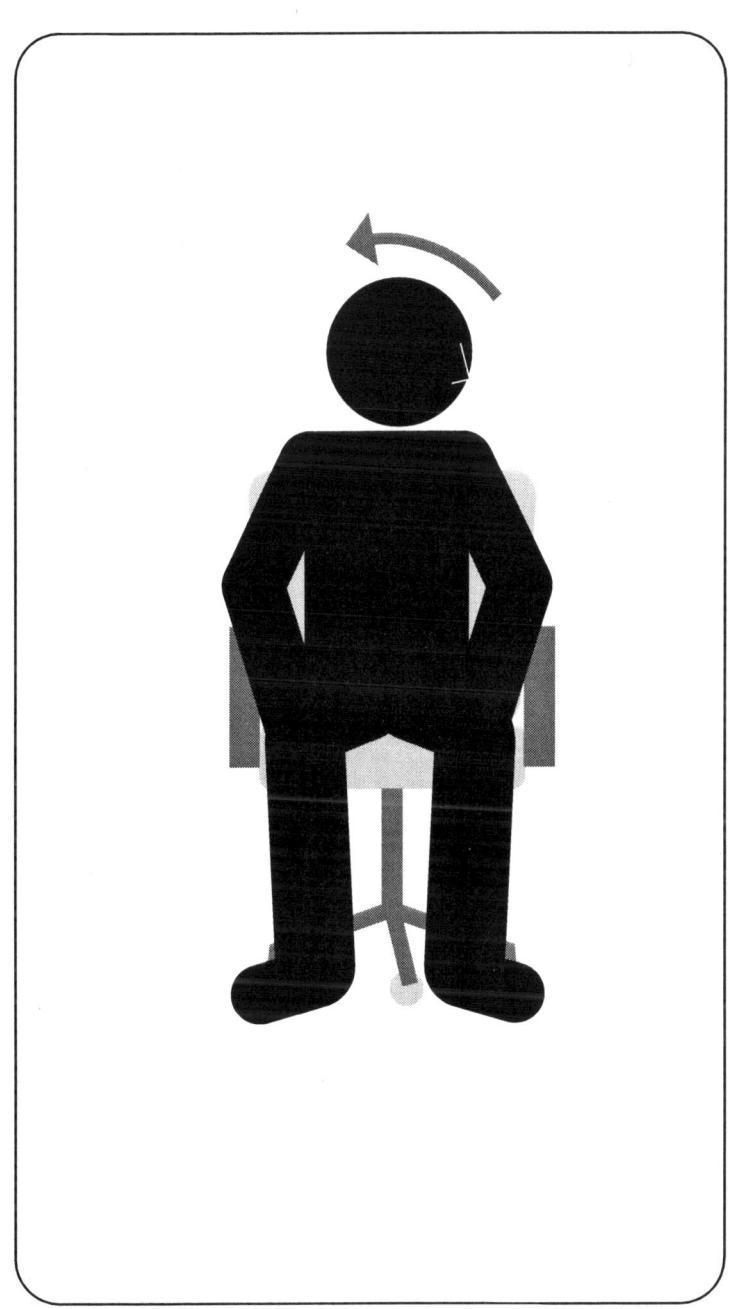

Liberación del trapecio superior

Podemos sufrir dolor de cuello y hombros por trabajar con el ordenador, conducir largas distancias o simplemente encorvarnos sobre el teléfono. Si sientes dolor o rigidez en la base del cuello, este es un ejercicio excelente, ya que libera la tensión del trapecio, situado en la parte superior de la espalda y en el cuello.

Estira: cuello y parte superior de la espalda

▸ Siéntate recto con los pies apoyados en el suelo.

▸ Mira hacia delante con las manos apoyadas en el regazo.

▸ Manteniendo el codo cerca de la cintura, gira el brazo derecho hacia fuera de modo que apunte en dirección contraria a ti.

▸ Manteniendo el brazo así, ladea la cabeza hacia el hombro izquierdo.

▸ Mantén esta postura durante tres respiraciones.

▸ Vuelve a realizar este ejercicio, esta vez girando el brazo izquierdo hacia fuera y ladeando la cabeza hacia el hombro derecho.

▸ Repite dos veces en cada lado.

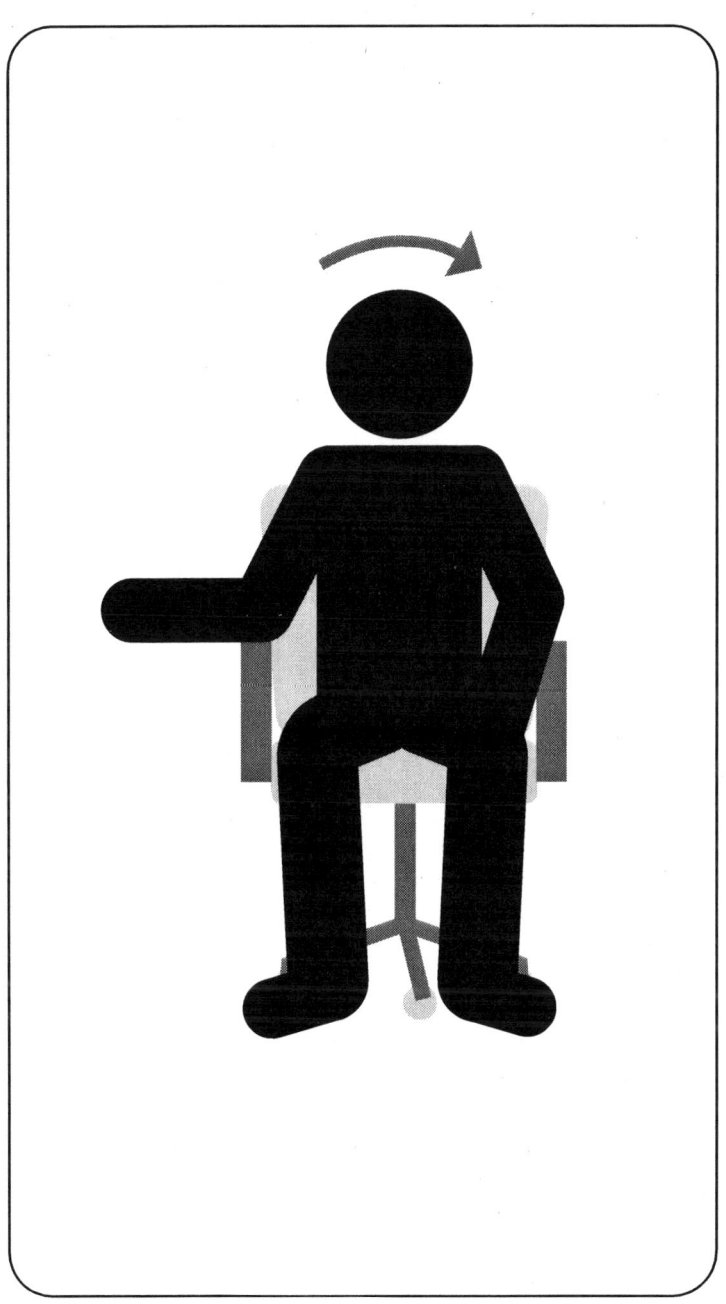

Ejercicios para brazos y hombros

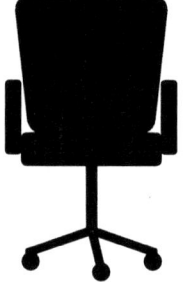

El dolor de hombros es frecuente entre las personas que pasan mucho tiempo sentadas, como los oficinistas o los conductores de larga distancia. Con el estrés laboral, los hombros se elevan, los músculos se tensan y nuestra columna se curva en una mala postura. Los ejercicios de este capítulo pretenden aliviar el dolor de hombros y fortalecer los músculos de la parte superior de la espalda, lo que evitará futuros problemas con los hombros y fortalecerá y tonificará tus brazos.

Cactus de escritorio

Este sencillo pero eficaz estiramiento te dará energía al tiempo que te alivia el dolor de hombros. Abrir los brazos de esta manera te hace respirar más profundamente, aportando oxígeno extra y, por tanto, energía a tu cuerpo. Sentirás un estiramiento en la parte media de la espalda, que te ayudará asimismo a relajar la columna.

> **Estira: hombros, espalda
> y columna vertebral**

▸ Siéntate recto con los pies apoyados en el suelo.

▸ Mirando al frente, comienza poniendo los brazos en cruz a la altura de los hombros.

▸ Sin mover la cabeza ni el pecho, dobla los codos en un ángulo de 90 grados de modo que las manos apunten hacia el techo, como un cactus.

▸ Estira lentamente los brazos hacia el techo y vuelve a la posición de cactus. Cuando levantes los brazos, intenta mantenerlos en línea con las orejas. Siente cómo se relaja la columna vertebral al trabajar con la parte media de la espalda.

▸ Repítelo diez veces.

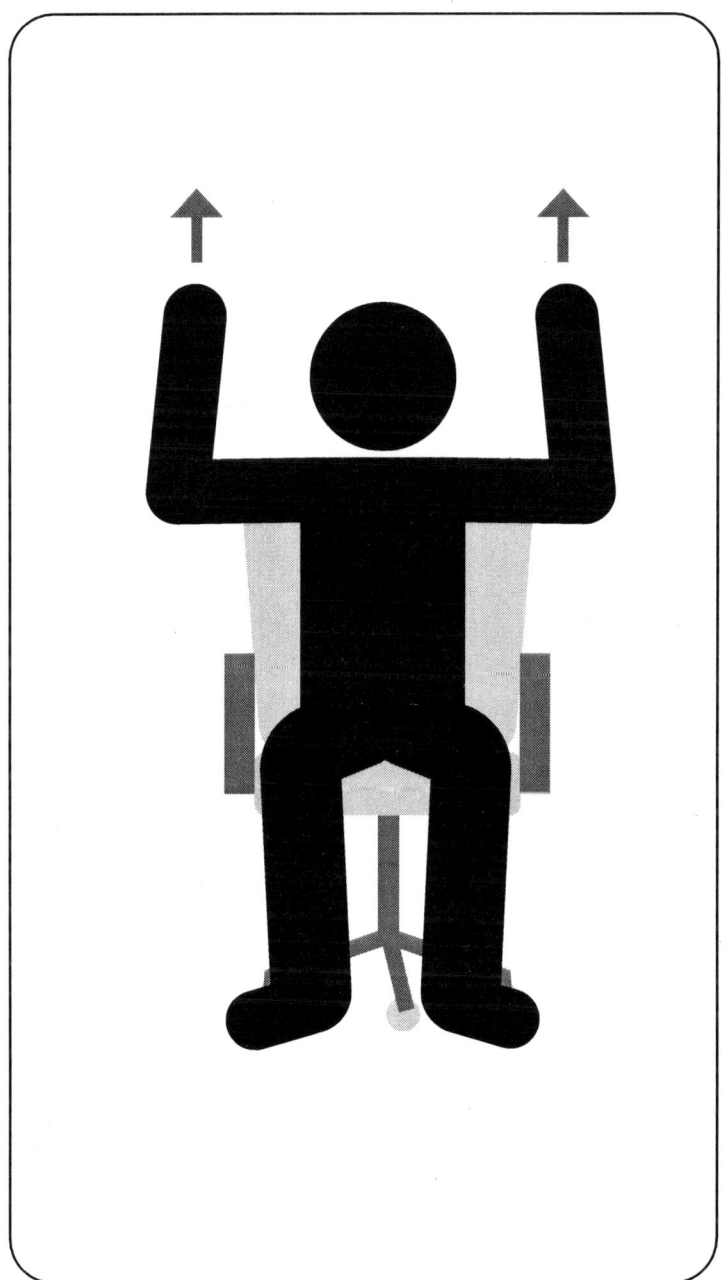

Pesas con botellas

Tonifica tus brazos y desarrolla tus músculos utilizando botellas de agua en lugar de pesas.

Fortalece: brazos y hombros

▶ Siéntate recto con los pies apoyados en el suelo.

▶ Comienza con una botella de agua llena en cada mano. Sujeta las botellas horizontalmente a ambos lados de la cara, a la altura de las orejas. Pon las palmas de las manos hacia delante, como si estuvieras escalando una pared.

▶ Extiende los brazos hacia arriba, rectos y apuntando al cielo, de modo que los bíceps queden junto a las orejas.

▶ Vuelve a bajar los brazos y ponlos a la altura de las orejas.

▶ Repítelo diez veces.

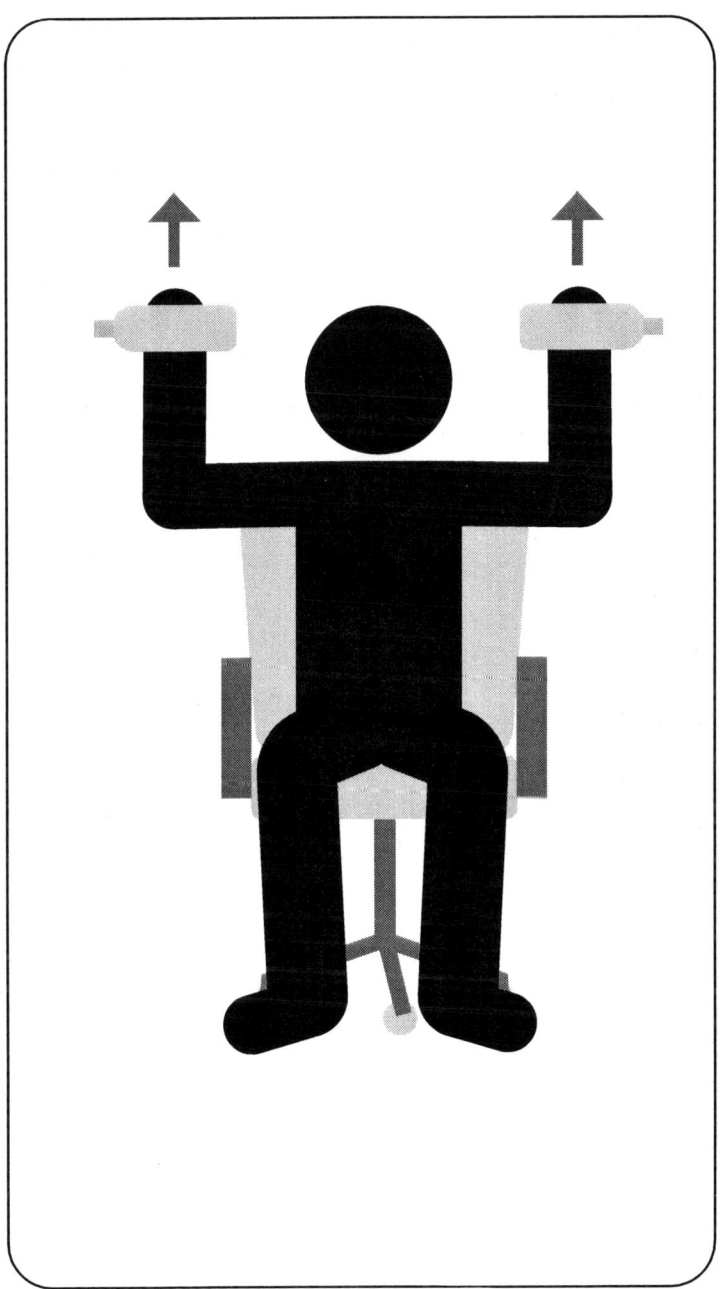

Encogimientos de hombros

Libera la tensión acumulada en los hombros con unos simples encogimientos. Este ejercicio fortalece el trapecio, estabilizando el cuello y la parte superior de la espalda, lo que mejora la postura y puede ayudar a reducir el dolor. Este fácil pero eficaz ejercicio es ideal para la mayoría de los niveles de forma física.

Estira: hombros

▸ Siéntate recto con los pies apoyados en el suelo.

▸ Coloca los brazos a los lados con las palmas hacia la parte superior de las piernas.

▸ Mirando al frente con el cuello recto, inspira mientras levantas lentamente los hombros hasta las orejas o hasta donde te resulte cómodo.

▸ Mantén esta postura durante 3-5 segundos.

▸ Al espirar, baja los hombros hasta una posición cómoda.

▸ Repítelo cinco veces.

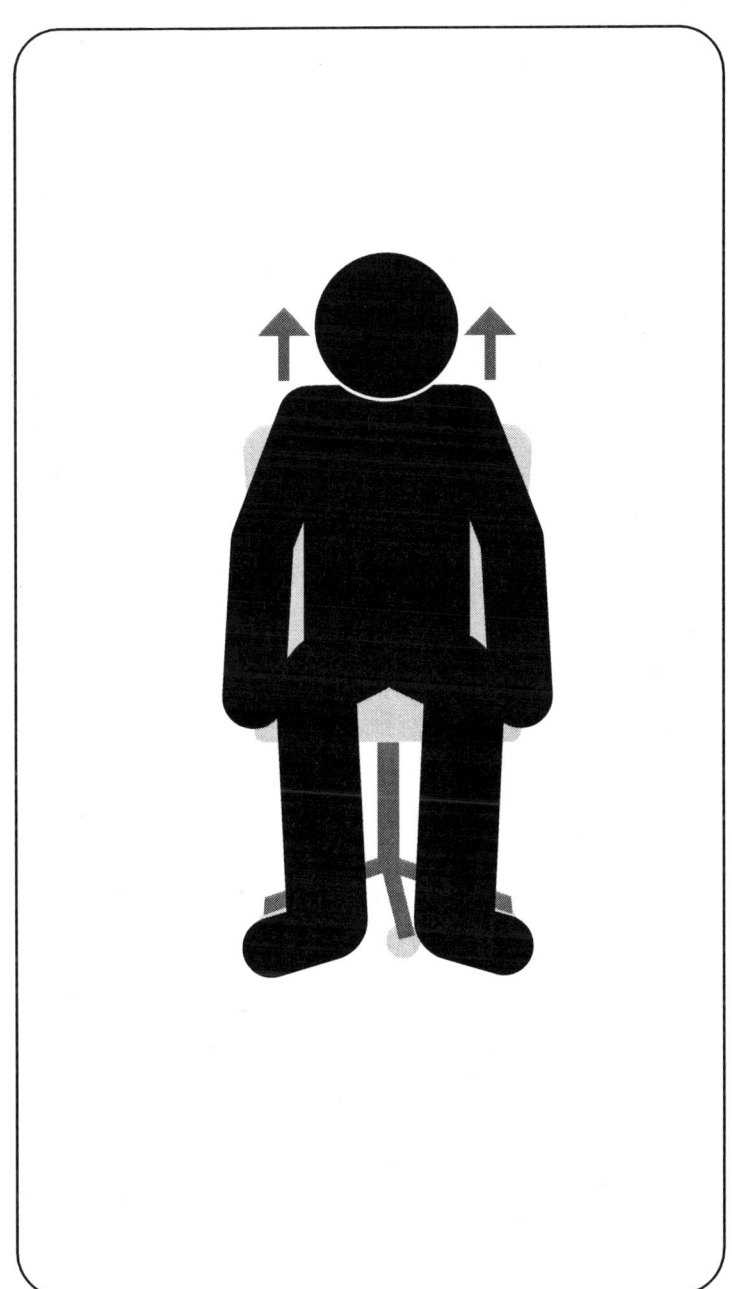

31

Extensión de hombros

Este agradable estiramiento ejercita toda la parte superior del cuerpo. Siente el estiramiento desde la mitad de la espalda hasta los dedos de las manos. Para este ejercicio, deberás asegurarte de tener espacio delante de ti.

> **Estira: hombros, espalda, manos y dedos**

▸ Siéntate recto con los pies apoyados en el suelo.

▸ Entrelaza los dedos de ambas manos.

▸ Gira las manos de forma que las palmas queden hacia fuera y levántalas hacia el cielo.

▸ Extiende los hombros y la espalda hacia arriba, haciéndote lo más alto posible.

▸ Baja suavemente las manos y los brazos hasta una posición cómoda.

▸ Repítelo a lo largo del día cada vez que sientas tensión en los hombros o en los músculos de la parte superior de la espalda.

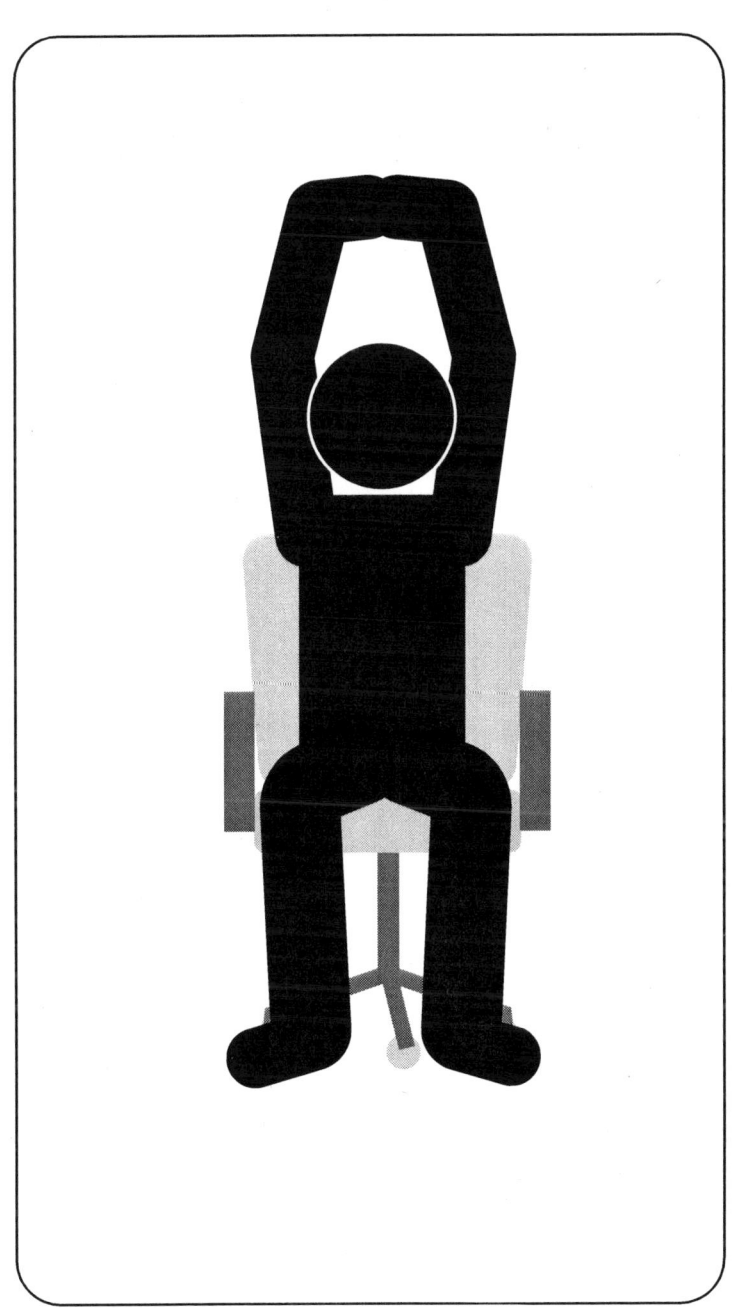

Estiramiento del hombro posterior

Este estiramiento rota suavemente la columna vertebral, mejorando la flexibilidad y reduciendo el dolor de hombros. Los músculos que rodean las articulaciones de los hombros se conocen colectivamente como *manguito de los rotadores*, y trabajan juntos para estabilizar la articulación del hombro y facilitar los movimientos de los brazos. La tensión en esta zona puede ser causa de dolor de hombros.

> **Estira: hombros y columna vertebral**

▸ Siéntate recto con los pies apoyados en el suelo.

▸ Coloca el brazo izquierdo recto por delante del cuerpo, utilizando la mano derecha para mantenerlo estable.

▸ Tira suavemente del codo hacia el pecho hasta que sientas un estiramiento en el hombro.

▸ Mantén esta postura durante 5-10 segundos.

▸ Vuelve a realizar este ejercicio, esta vez estirando el brazo derecho.

▸ Repite dos veces en cada lado.

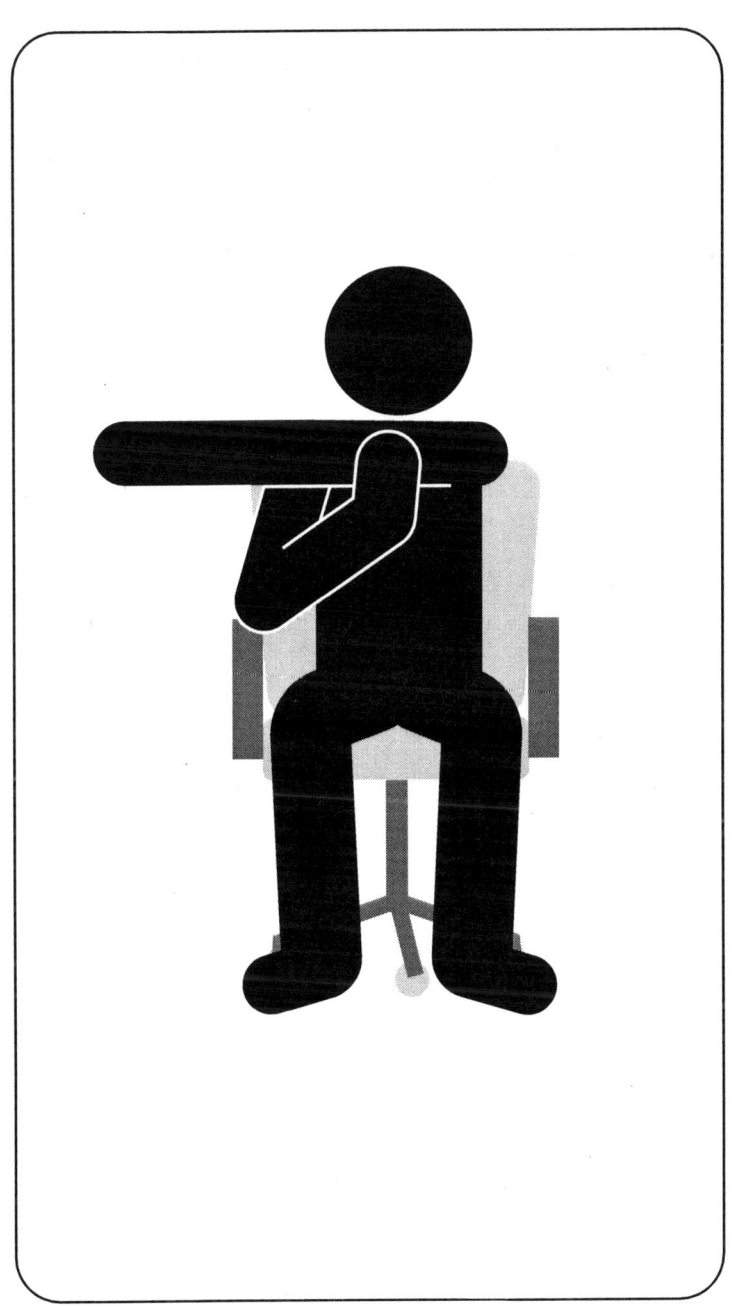

Extensión del hombro anterior

Este ejercicio proporciona un agradable estiramiento a lo largo de los brazos. Asegúrate de tener espacio suficiente antes de empezar para poder moverte con libertad. No te preocupes por lo lejos que puedas mover los brazos: un pequeño movimiento proporciona un estiramiento satisfactorio sin forzarte.

> **Estira: brazos y hombros**

▸ Siéntate recto con los pies apoyados en el suelo. Siéntate lo más adelante posible en la silla para disponer del máximo espacio de estiramiento. Si puede ser, utiliza una silla sin respaldo.

▸ Entrelaza los dedos de ambas manos por detrás de la espalda.

▸ Tira suavemente de las manos hacia arriba y hacia atrás e inclina el cuerpo hacia delante.

▸ Mantén esta postura durante 3-5 segundos.

▸ Repítelo a lo largo del día cada vez que tus brazos necesiten un estiramiento.

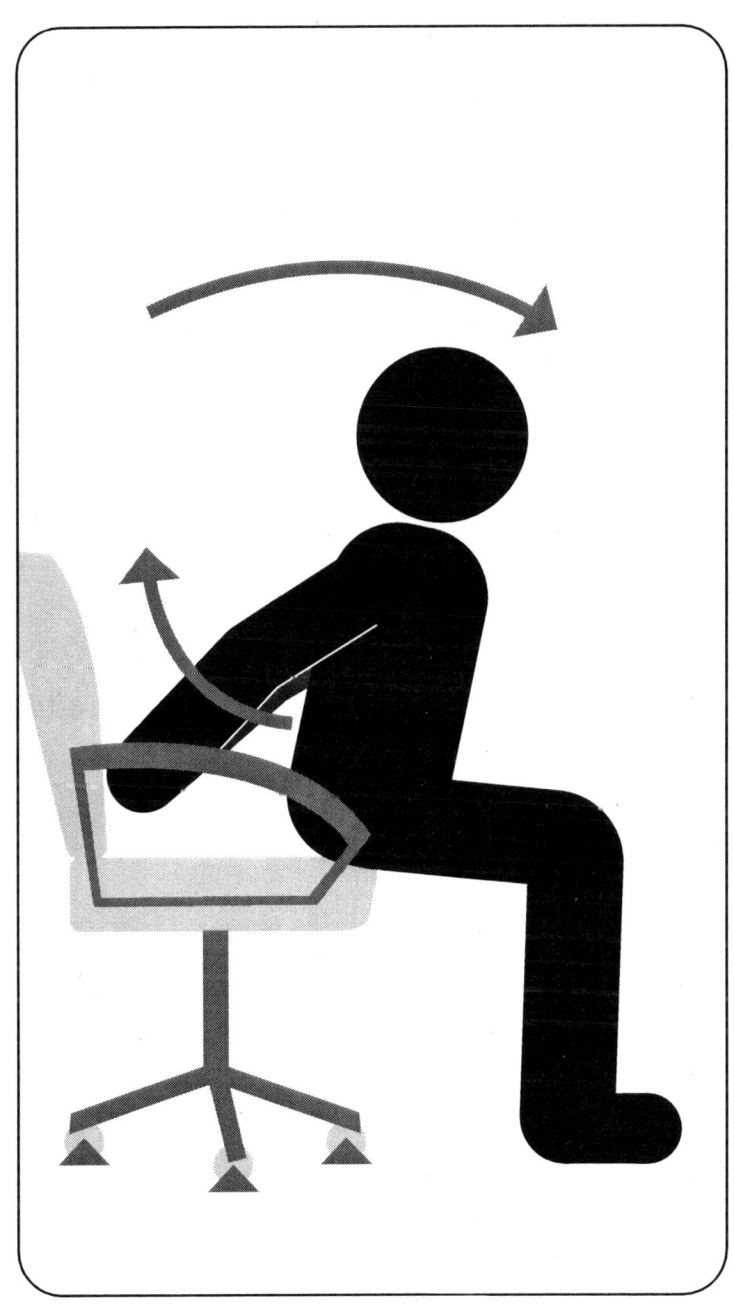

Círculos con los hombros

Este movimiento lento y relajante ayuda a aliviar la tensión del cuello y los hombros. Aumentará la movilidad de las articulaciones de tus hombros, apaciguará tus emociones y aliviará tu estrés. Los círculos con los hombros son una excelente forma de entrar en calor y llenarse de energía al empezar el día.

> **Estira: pecho, hombros, cuello**
> **y parte superior de la espalda**

▸ Siéntate recto con los pies apoyados en el suelo.

▸ Con los brazos caídos a los lados, levanta lentamente ambos hombros hasta las orejas.

▸ Gíralos suavemente hacia atrás y hacia abajo hasta que vuelvan a estar en la posición de inicio.

▸ Repítelo cinco veces.

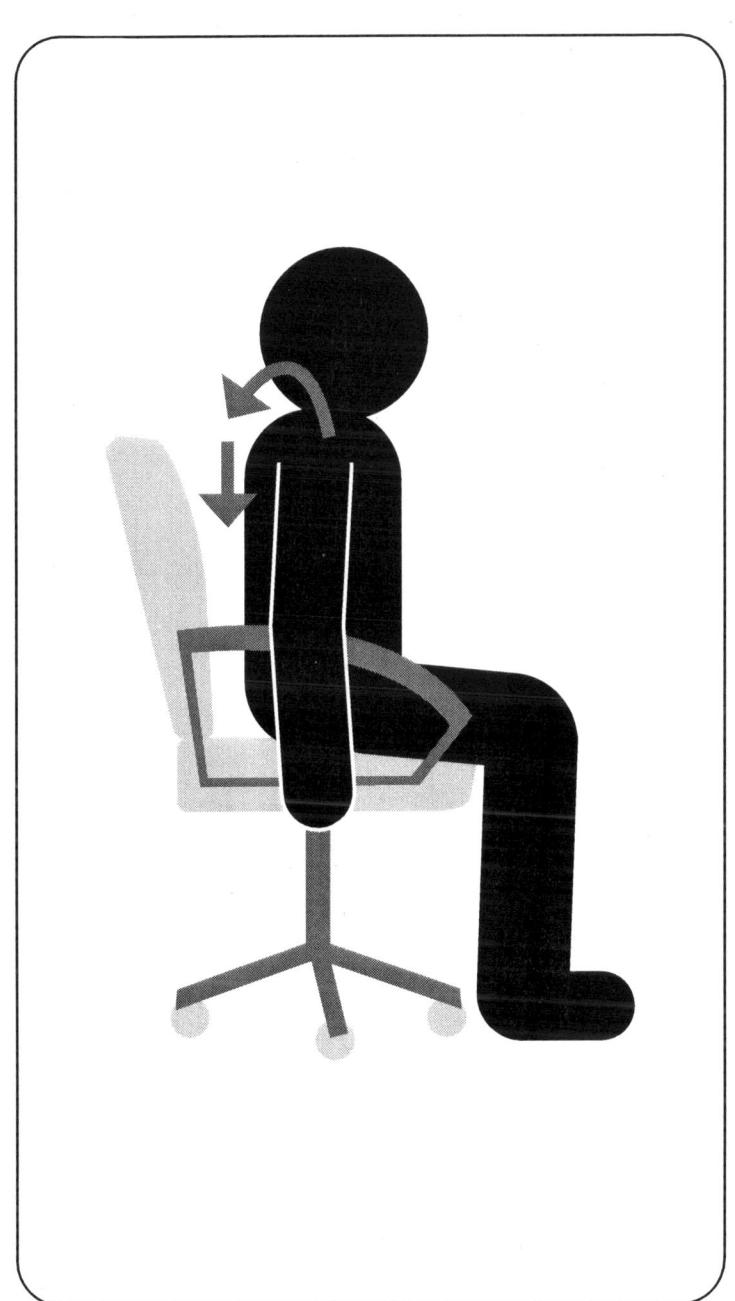

Estiramiento de tríceps

Prueba este ejercicio para la parte superior del cuerpo cuando sientas rígidos los hombros y los brazos después de un largo día. Asegúrate de mirar hacia delante, pero intenta no inclinar el cuello. Puede que te ayude encontrar algo justo enfrente de ti en lo que concentrarte.

Estira: tríceps y hombros

▸ Siéntate recto con los pies apoyados en el suelo.

▸ Levanta ambas manos para que apunten hacia el cielo.

▸ Dobla el brazo derecho hacia atrás con la palma tocando la nuca.

▸ Coloca la mano izquierda sobre el codo derecho. Empuja suavemente hacia abajo hasta sentir un estiramiento en el tríceps.

▸ Mantén esta postura durante 5-10 segundos.

▸ Vuelve a realizar este ejercicio, esta vez estirando el brazo izquierdo.

▸ Repite dos veces en cada lado.

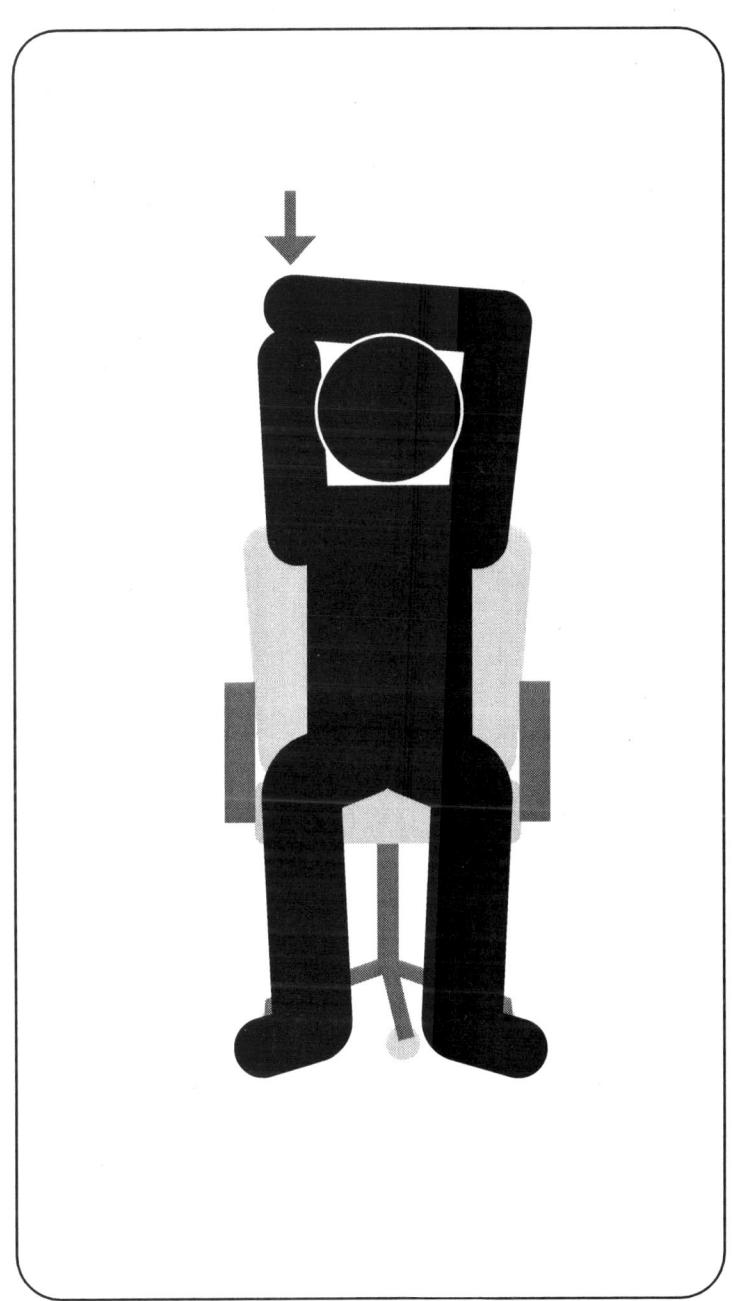

Curl de bíceps

Trabaja los músculos de los bíceps sin moverte del escritorio. Puedes utilizar una grapadora metálica, una botella llena de agua o cualquier objeto pesado que tengas a mano. Empieza con algo ligero. Como en cualquier otro ejercicio, se recoge lo que se siembra, así que concéntrate en realizar movimientos lentos y deliberados y en utilizar los músculos, en lugar de la gravedad, para el control.

> ### Fortalece: bíceps

▸ Siéntate recto con los pies apoyados en el suelo.

▸ Sujeta el peso en una mano con la palma hacia arriba.

▸ Eleva el brazo en dirección al pecho, manteniendo el codo alineado con el costado.

▸ Mantén esta postura durante un par de segundos y, a continuación, baja suavemente y de manera controlada el brazo hasta el muslo.

▸ Cambia el objeto pesado a la mano contraria y completa el mismo ejercicio.

▸ Repite doce veces con cada brazo.

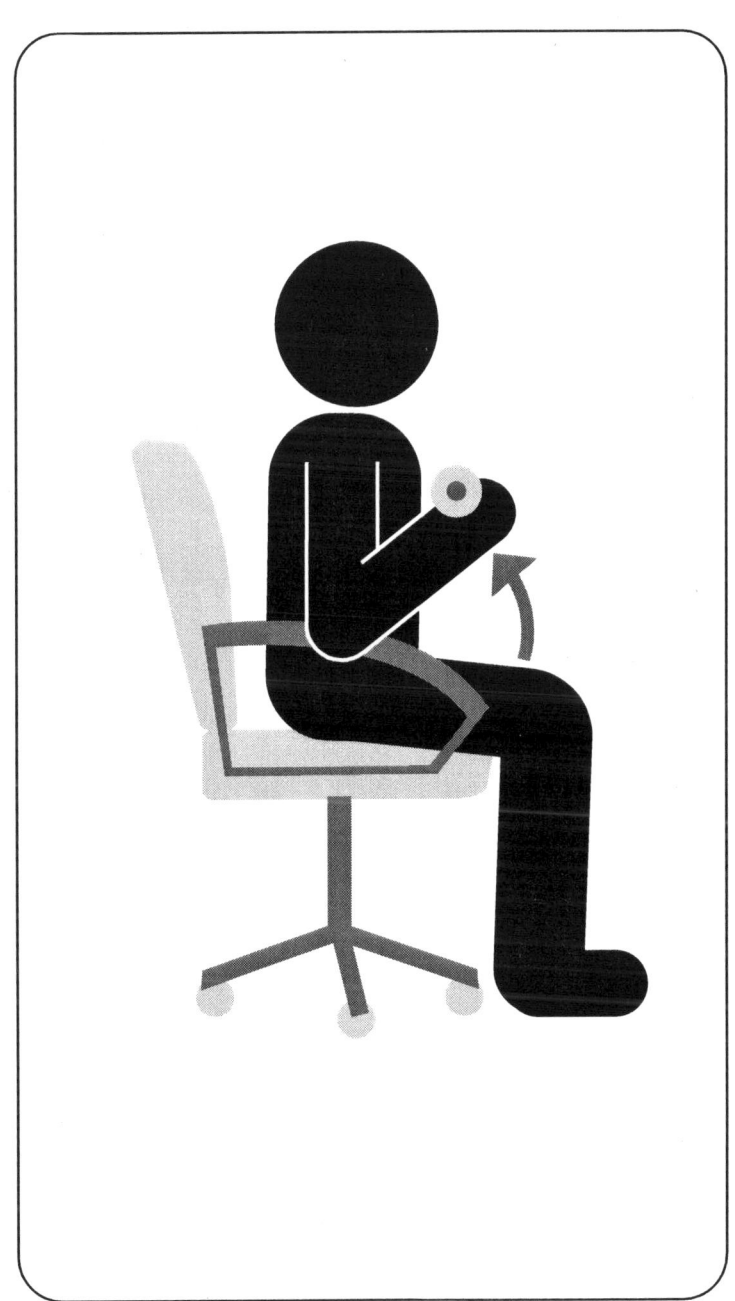

Presión de brazos

Este ejercicio ayuda a tonificar la parte superior de los brazos y aumenta la resistencia. Aunque el movimiento es aparentemente pequeño, puede resultar agotador. Ten cuidado con los reposabrazos, si los tienes.

> **Fortalece: brazos**

▸ Siéntate recto con los pies apoyados en el suelo.

▸ Mantén los brazos a los lados, ligeramente separados del cuerpo y alejados del borde de la silla.

▸ Gira las palmas de las manos hacia atrás y presiona suavemente el respaldo de la silla con los brazos durante 5 segundos. Luego haz una pausa.

▸ Repítelo diez veces.

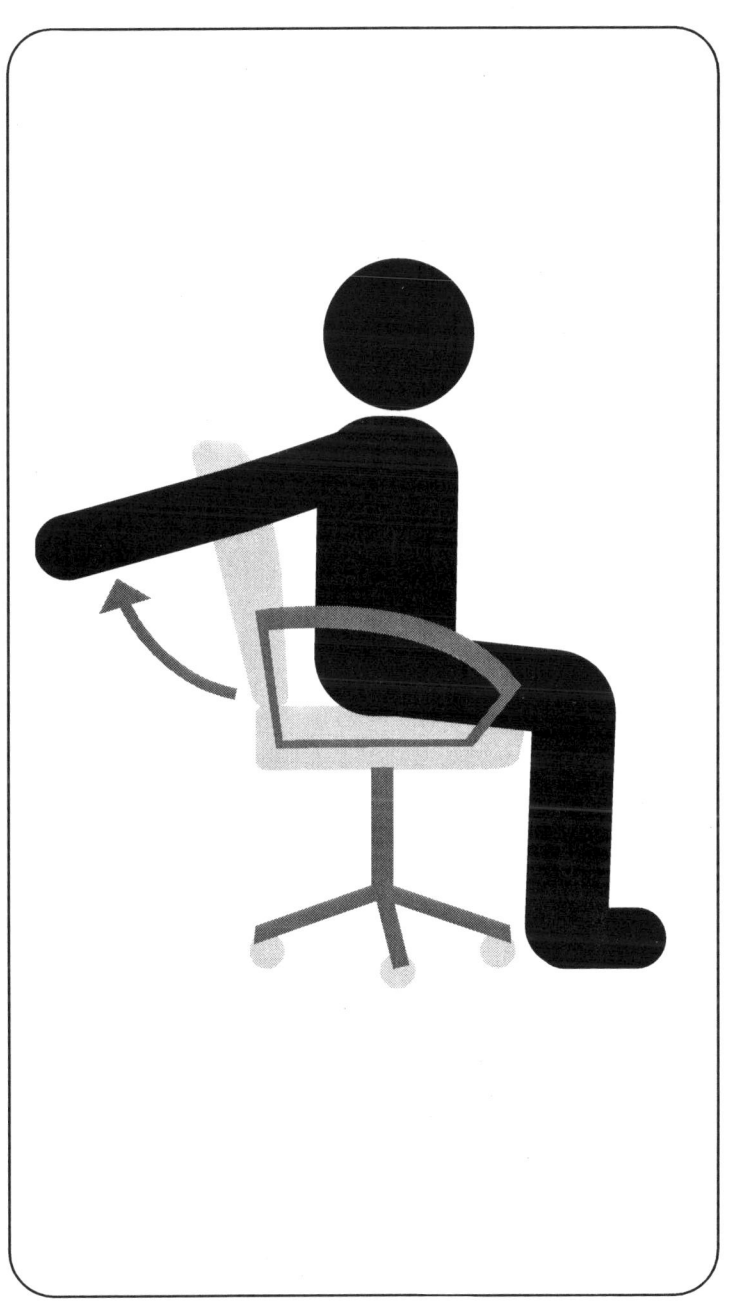

Brazos de águila

Se trata de una popular postura de yoga adaptada a los ejercicios en silla. Es perfecta para ayudarte a sentirte tranquilo, centrado y preparado para el día.

> ## Estira: brazos y hombros

▶ Siéntate recto con los pies apoyados en el suelo. Luego relaja los hombros y extiende los brazos hacia delante hasta que queden paralelos al suelo.

▶ Con las palmas de las manos frente a frente, cruza los brazos por el codo, con la mano izquierda alineada con el hombro derecho y la mano derecha alineada con el hombro izquierdo.

▶ En esta posición, gira las palmas de las manos para que vuelvan a quedar una frente a la otra. Para ello, tendrás que doblar los codos hasta acercar las manos a la cara.

▶ Con los dedos apuntando hacia arriba, junta las palmas de las manos.

▶ Manteniendo bajos los hombros y las palmas juntas, levanta las manos hasta donde te resulte cómodo.

▶ Mantén esta postura durante 15 segundos.

▶ Repite alternando la posición de ambos brazos.

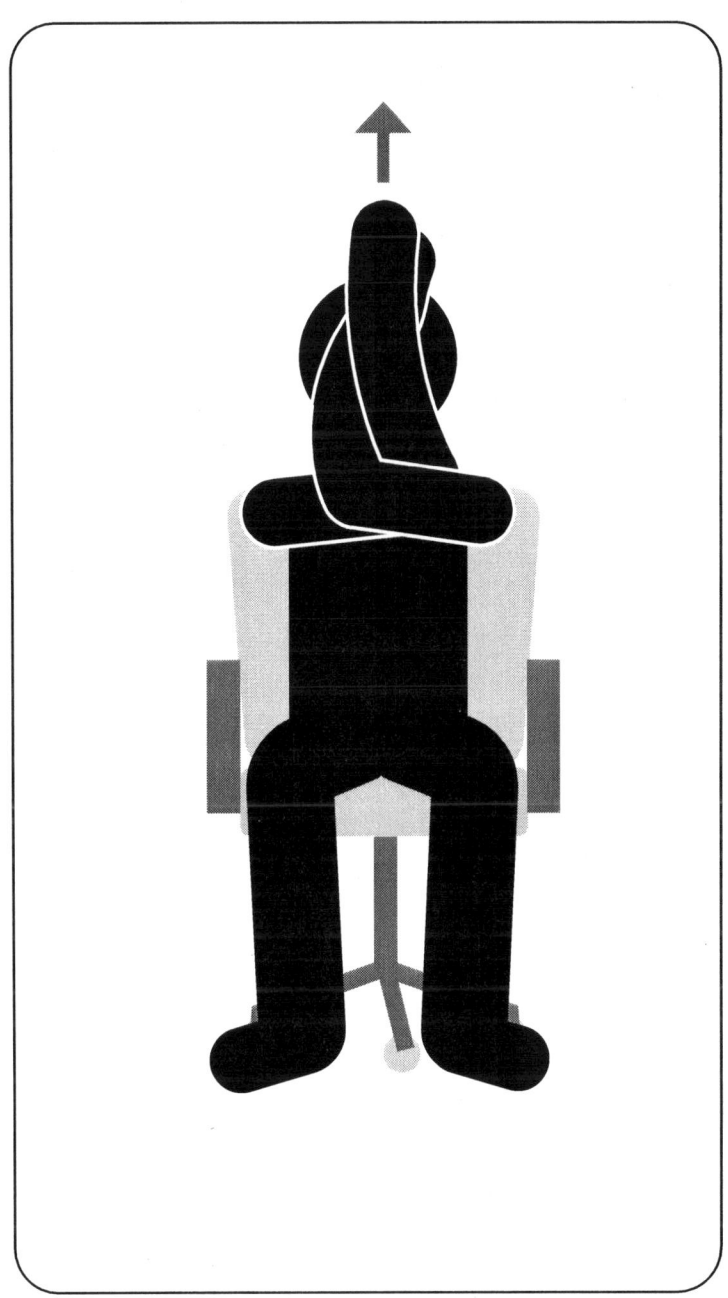

Flexiones de tríceps

Utiliza un escritorio o una silla para realizar este ejercicio destinado a fortalecer y tonificar tus tríceps. Si eliges una silla, asegúrate de que no tenga ruedas o de que estas estén bloqueadas. Si usas una mesa, asegúrate de que sea resistente.

Fortalece: tríceps

▸ Siéntate en la silla o escritorio manteniendo entre las manos la misma separación que hay entre los hombros y sujétate.

▸ Desliza los glúteos por la parte delantera del escritorio o la silla con las piernas flexionadas hacia delante.

▸ Estira los brazos, manteniendo una ligera flexión en el codo.

▸ Flexiona y estira los brazos para moverte lentamente hacia arriba y hacia abajo.

▸ Repítelo diez veces.

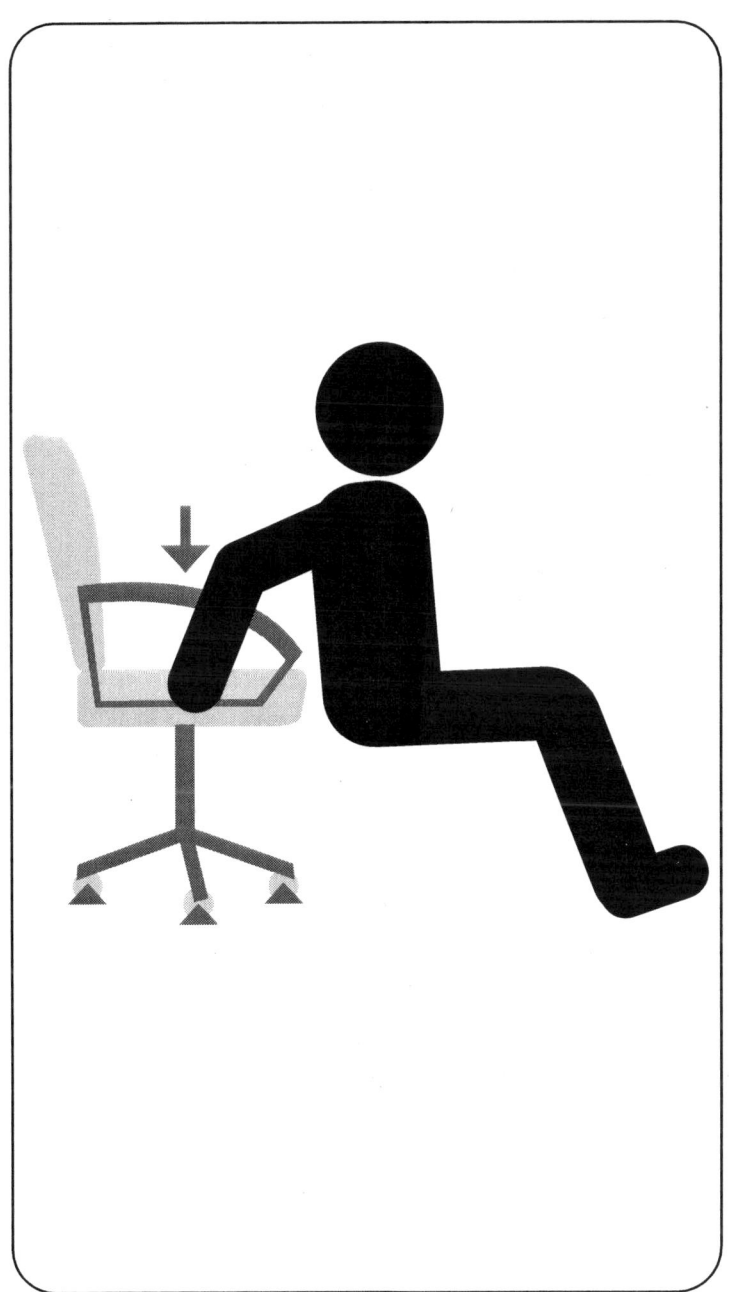

Elevaciones de brazos

Este sencillo movimiento aumenta la flexibilidad y fortalece los músculos de los hombros. Sentirás un agradable estiramiento en los hombros y a ambos lados del torso. Intenta mantener los hombros relajados y los brazos rectos durante todo el ejercicio.

Fortalece: hombros

▸ Siéntate recto con los pies apoyados en el suelo.

▸ Mantén los brazos relajados a los lados con las palmas hacia delante.

▸ Inspira profundamente y levanta los brazos hasta ponerlos en cruz, luego llévalos por encima de la cabeza tan alto como puedas.

▸ Lentamente y con control, espira y baja los brazos hasta ponerlos otra vez en cruz y de nuevo abajo.

▸ Repítelo cinco veces.

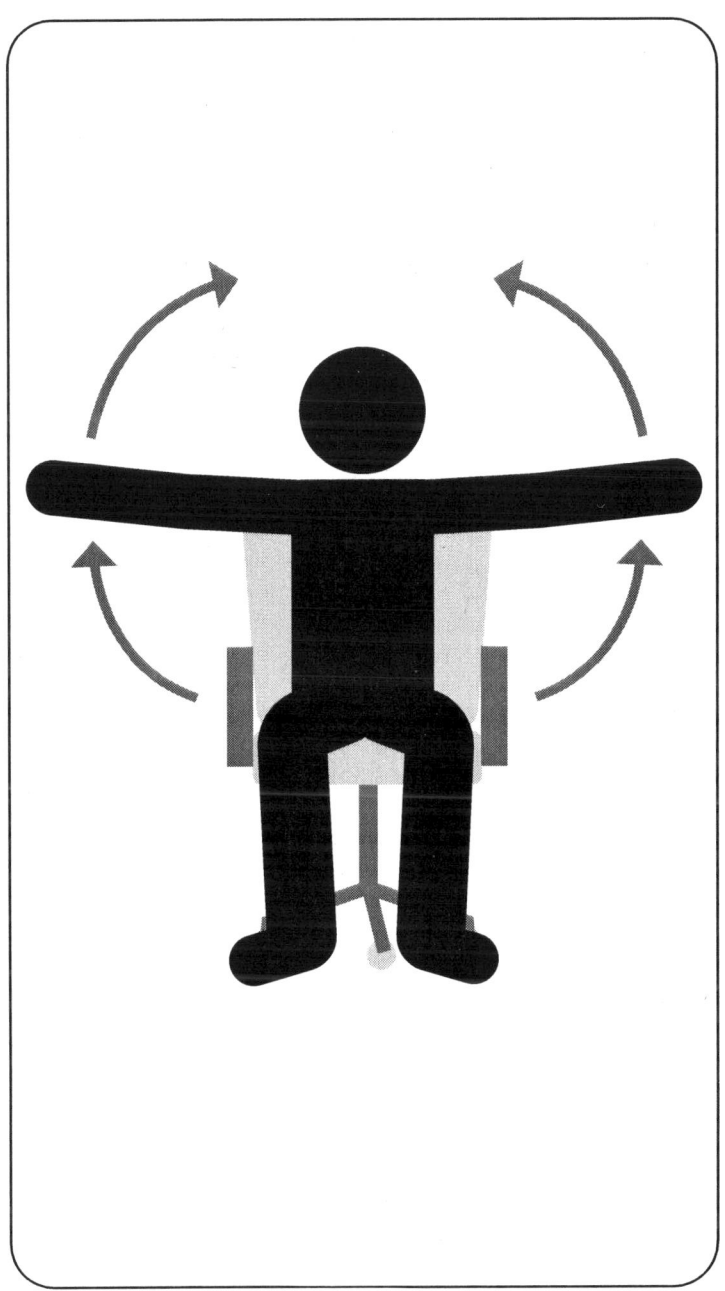

Círculos de brazos

Este vigoroso ejercicio, que pone en movimiento las articulaciones y los músculos, es una excelente forma de despertar la parte superior del cuerpo. Para mayor desafío, sujeta algo en cada mano, como una botella llena de agua, pero asegúrate de que tenga un peso manejable para que no afecte negativamente a tu postura.

> **Fortalece: brazos, hombros, tronco
> y parte superior de la espalda**

▸ Siéntate recto con los pies apoyados en el suelo.

▸ Extiende los brazos en cruz manteniéndolos paralelos al suelo.

▸ Asegurándote de que las manos y los dedos están rectos, empieza a hacer pequeños círculos controlados en el sentido de las agujas del reloj. Intenta no utilizar las manos ni los brazos para crear el movimiento: concéntrate en iniciar la acción desde la articulación del hombro.

▸ Continúa durante 30 segundos, luego cambia a círculos en sentido contrario a las agujas del reloj durante otros 30 segundos.

▸ Repite este ejercicio dos veces en cada dirección.

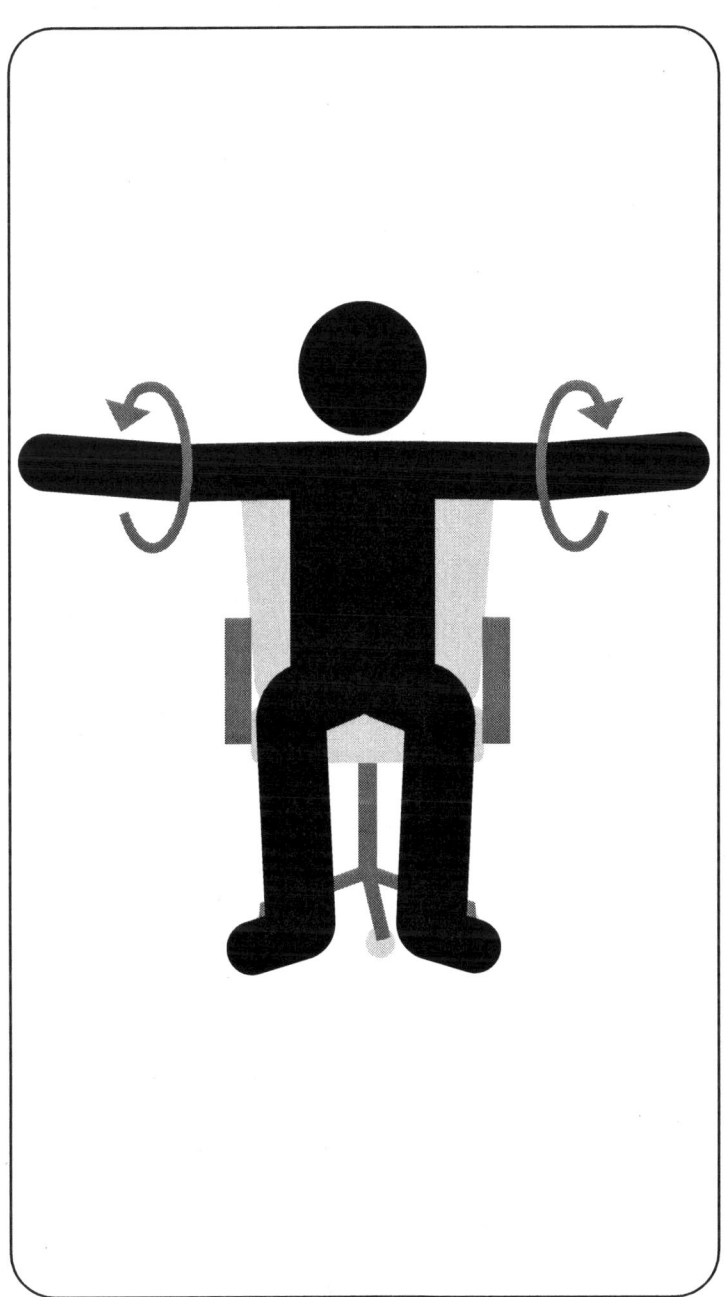

Estiramiento de manos y dedos

Cuando se trata del ejercicio y el bienestar, a menudo nos olvidamos de los dedos, a pesar de lo mucho que dependemos de ellos. Este ejercicio, perfecto para los dedos que han trabajado duro tecleando, mejorará la flexibilidad, aumentará la circulación y liberará tensiones. Cada dedo tiene seis músculos que controlan su movimiento. Este ejercicio los estira todos.

> **Estira: manos y dedos**

▸ Siéntate recto con los pies apoyados en el suelo.

▸ Coloca las manos en una posición cómoda. Pueden estar apoyadas en los muslos o en el escritorio.

▸ Intenta que tus dos manos parezcan lo más grandes posible enderezando y separando los dedos hasta que sientas un estiramiento en cada uno de ellos.

▸ Mantén esta postura durante 10 segundos.

▸ Repítelo tres veces.

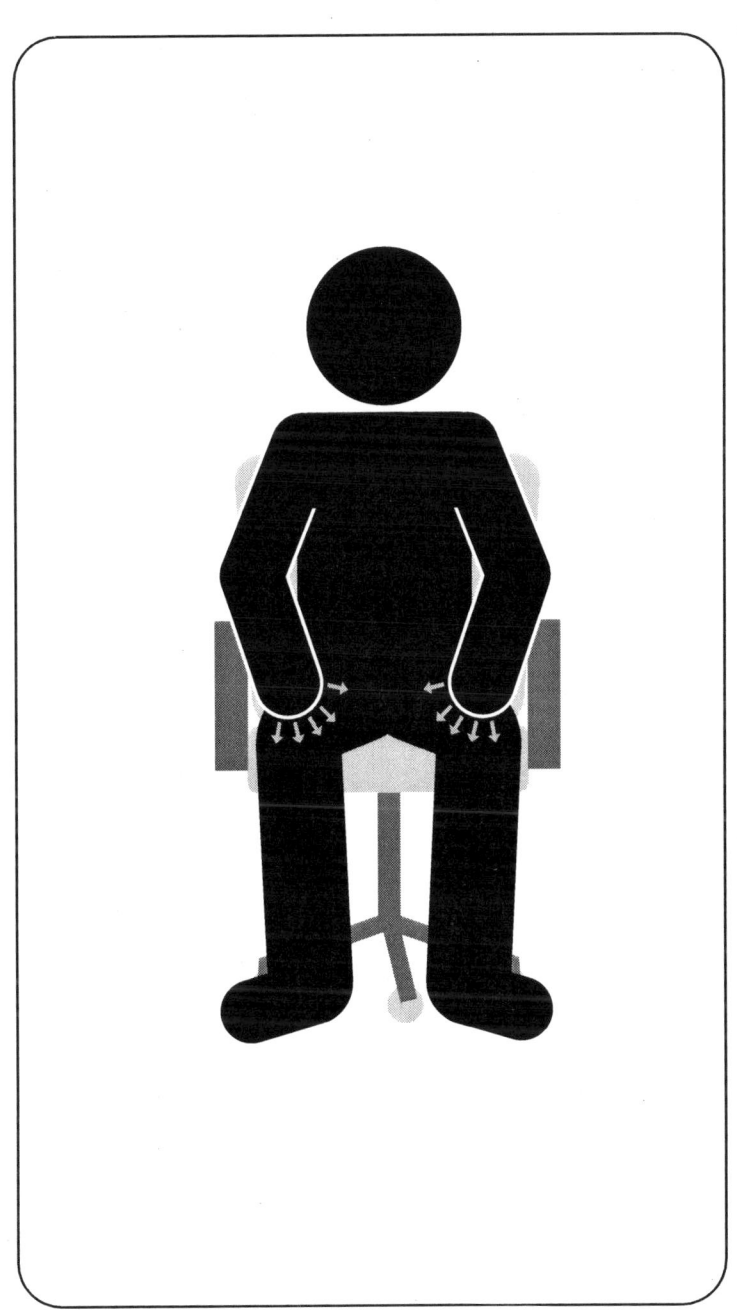

Ejercicios
para la espalda

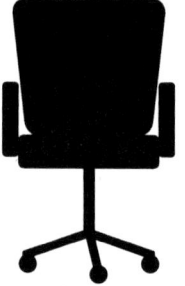

La columna vertebral y la espalda son partes muy importantes del cuerpo, pero a menudo están sometidas a mucha tensión, sobre todo si se trabaja en un escritorio. Los ejercicios suaves y regulares para liberar tensiones y fortalecer los músculos de la espalda beneficiarán a todo el cuerpo, reduciendo el dolor y mejorando la flexibilidad. En este capítulo encontrarás multitud de estiramientos y ejercicios beneficiosos para la espalda.

Elevaciones de pecho

Este estiramiento hace trabajar los músculos repartidos a lo largo de los brazos. Cuando completes una serie, notarás el pecho mucho más abierto. Después de realizar este estiramiento con frecuencia, apreciarás también una diferencia en tu postura.

> **Estira: pecho, hombros y espalda**

▸ Siéntate recto con los pies apoyados en el suelo.

▸ Extiende los brazos en forma de V invertida con los dedos apuntando hacia el suelo, manteniendo los hombros y el cuello relajados (debes tener la sensación de que te estuvieran tirando de los hombros hacia la espalda).

▸ Empuja suavemente el pecho hacia delante y hacia arriba, lo que hará que los brazos se muevan ligeramente hacia atrás. Si quieres un estiramiento mayor, empuja suavemente los brazos un poco más hacia atrás.

▸ Mantén esta postura durante 10 segundos y luego descansa.

▸ Encuentra tu postura inicial y repite cuatro veces.

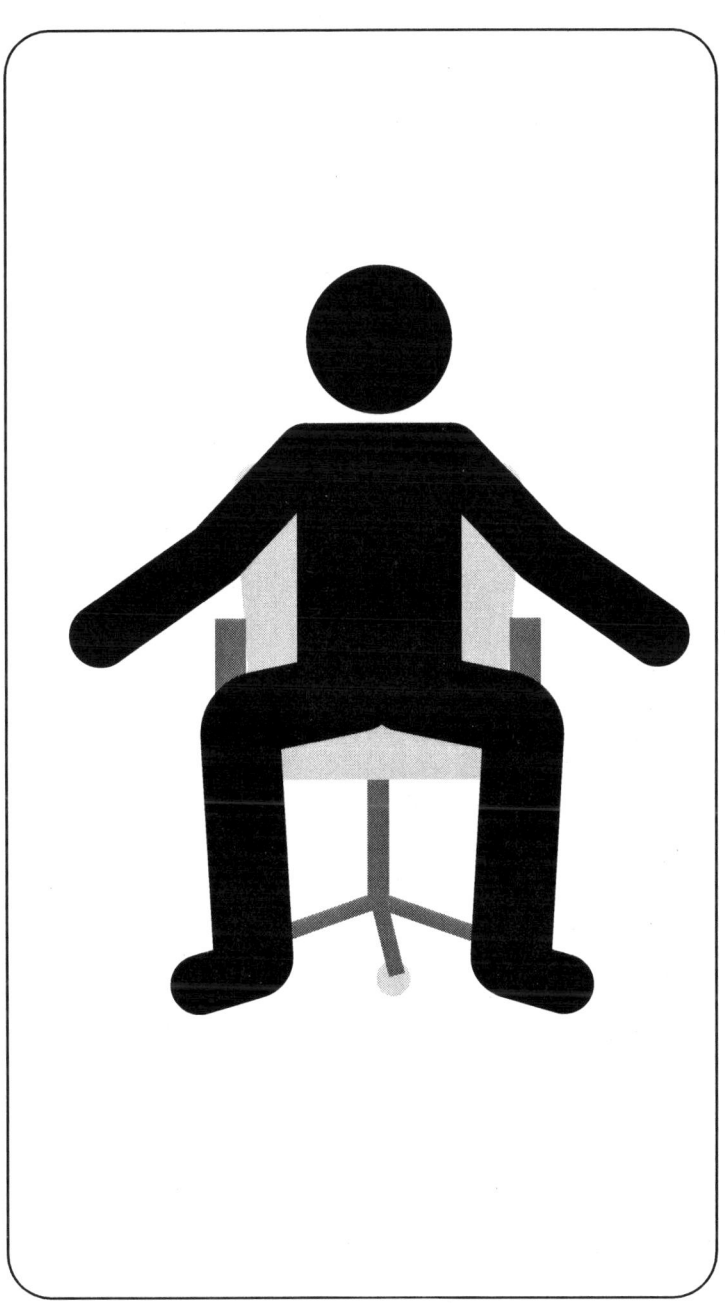

Giro de la parte superior del cuerpo

Si se hace con regularidad, este ejercicio ayudará a fortalecer la parte superior de la espalda y le otorgará más flexibilidad.

Estira: parte superior de la espalda

▸ Siéntate recto con los pies apoyados en el suelo.

▸ Dobla los codos y cruza los brazos de modo que cada mano descanse sobre el hombro opuesto.

▸ Gira la parte superior de la espalda hacia la derecha todo lo que puedas, moviendo la cabeza para que mire en la misma dirección.

▸ Mantén esta postura durante 5 segundos antes de volver al punto inicial. Intenta no tensar los muslos al girar y mantén las caderas mirando hacia delante. Esto hará que el estiramiento sea más eficaz.

▸ Vuelve a realizar este ejercicio, esta vez girando hacia la izquierda.

▸ Repite cuatro veces más en cada lado.

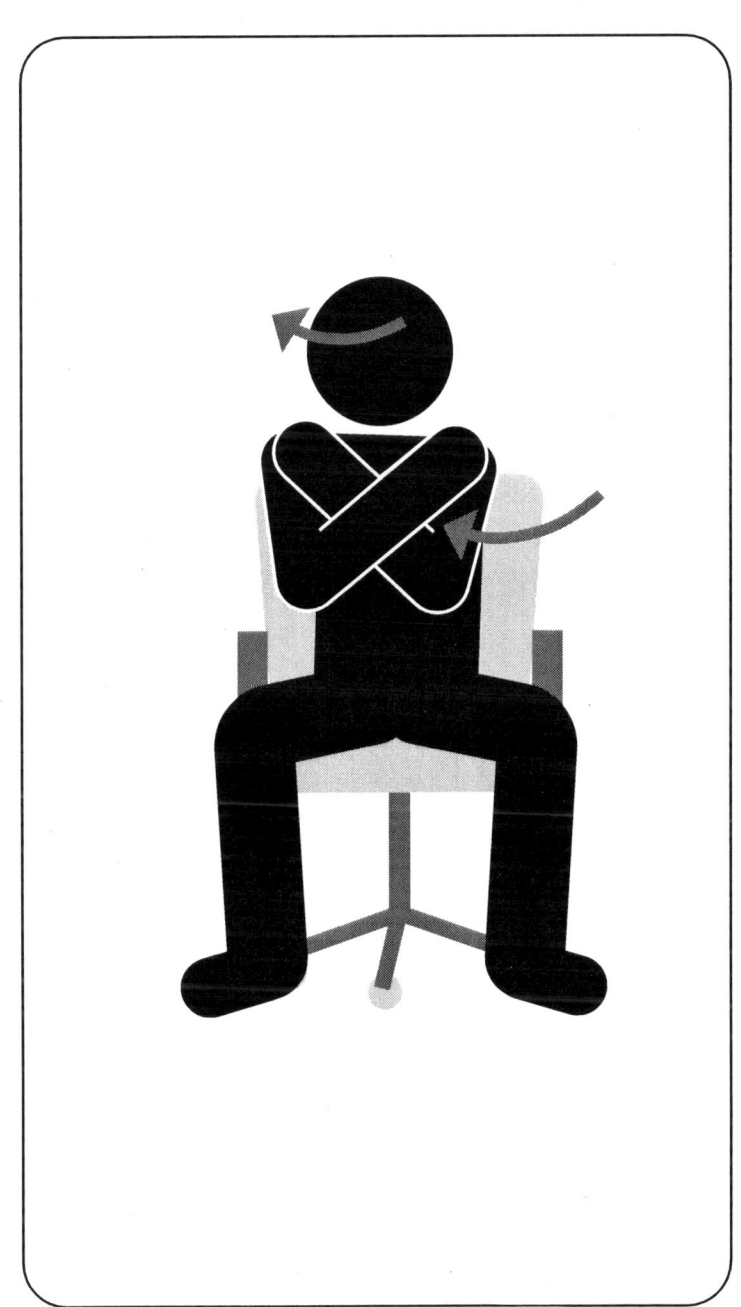

Enrollar la columna

Este ejercicio libera la tensión de la espalda y, si se practica con regularidad, puede fortalecer y mejorar la flexibilidad de la columna vertebral. Es esencial que te sientas cómodo con este ejercicio, ¡no te presiones!

> **Estira: columna vertebral, cuello y espalda**

▸ Siéntate recto con los pies apoyados en el suelo.

▸ Deja que los brazos cuelguen a ambos lados del cuerpo con los pies separados todo lo ancho de las caderas.

▸ Inspira profundamente y, al espirar, inclina la barbilla hacia el pecho y ve bajando lentamente la cabeza y el pecho de vértebra en vértebra.

▸ Sigue rodando hacia abajo hasta donde te sientas cómodo, llevando las puntas de los dedos hasta el suelo si puedes. Respira profunda y constantemente durante todo el ejercicio.

▸ Cuando estés preparado, vuelve a inspirar profundamente y sube lentamente de vértebra en vértebra hasta que estés de nuevo erguido.

▸ Repítelo tres veces.

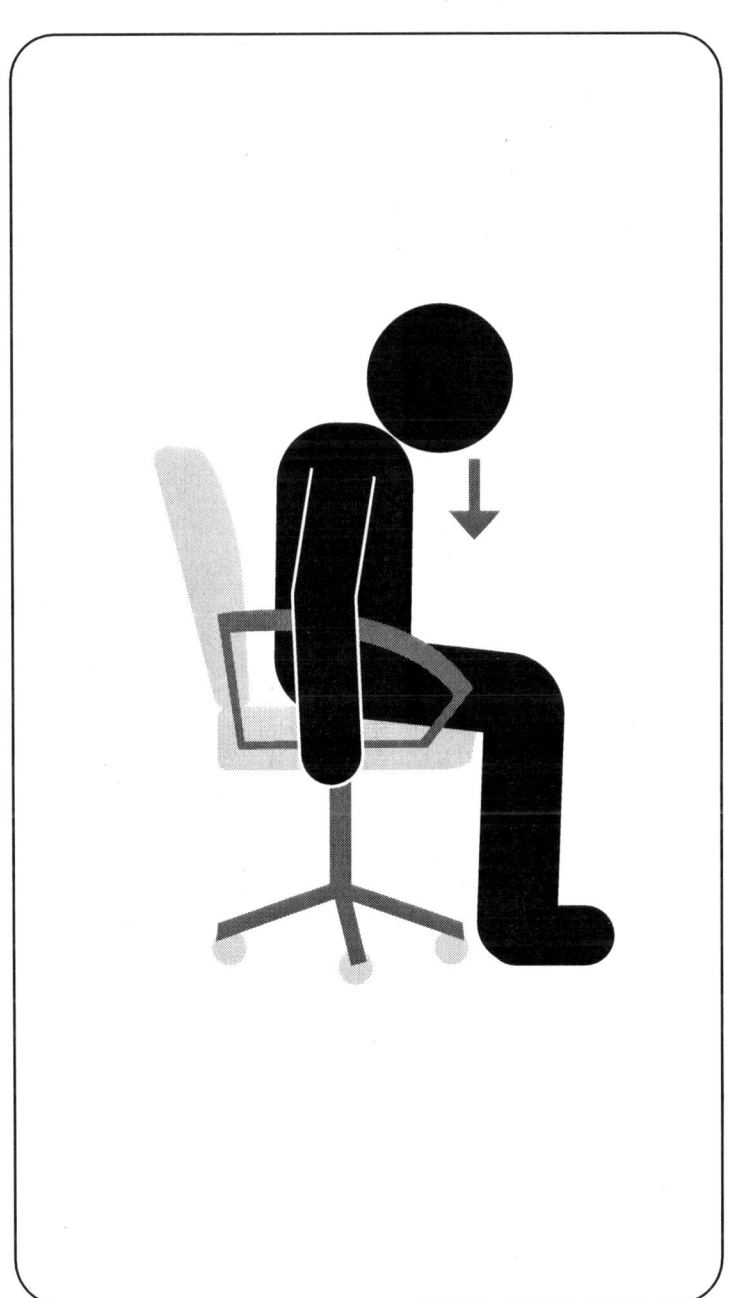

Estiramiento de costados

Este estiramiento libera la tensión de la espalda y de los costados. Mantén el cuerpo mirando hacia delante durante todo el ejercicio, con cuidado de no torcerte ni inclinarte hacia delante.

Estira: espalda y costados

▸ Siéntate recto con los pies apoyados en el suelo.

▸ Con la cabeza firme, mira al frente mientras levantas el brazo izquierdo todo lo que puedas hacia el cielo.

▸ Manteniendo el brazo izquierdo en el aire, baja hacia el suelo con el brazo derecho.

▸ Inclínate suavemente hacia la derecha hasta sentir un estiramiento en el costado izquierdo.

▸ Relájate durante una respiración en esta posición y luego vuelve a la postura erguida con los brazos a los lados.

▸ Vuelve a realizar este ejercicio, esta vez con el brazo derecho por encima de la cabeza.

▸ Repite seis veces, alternando los lados.

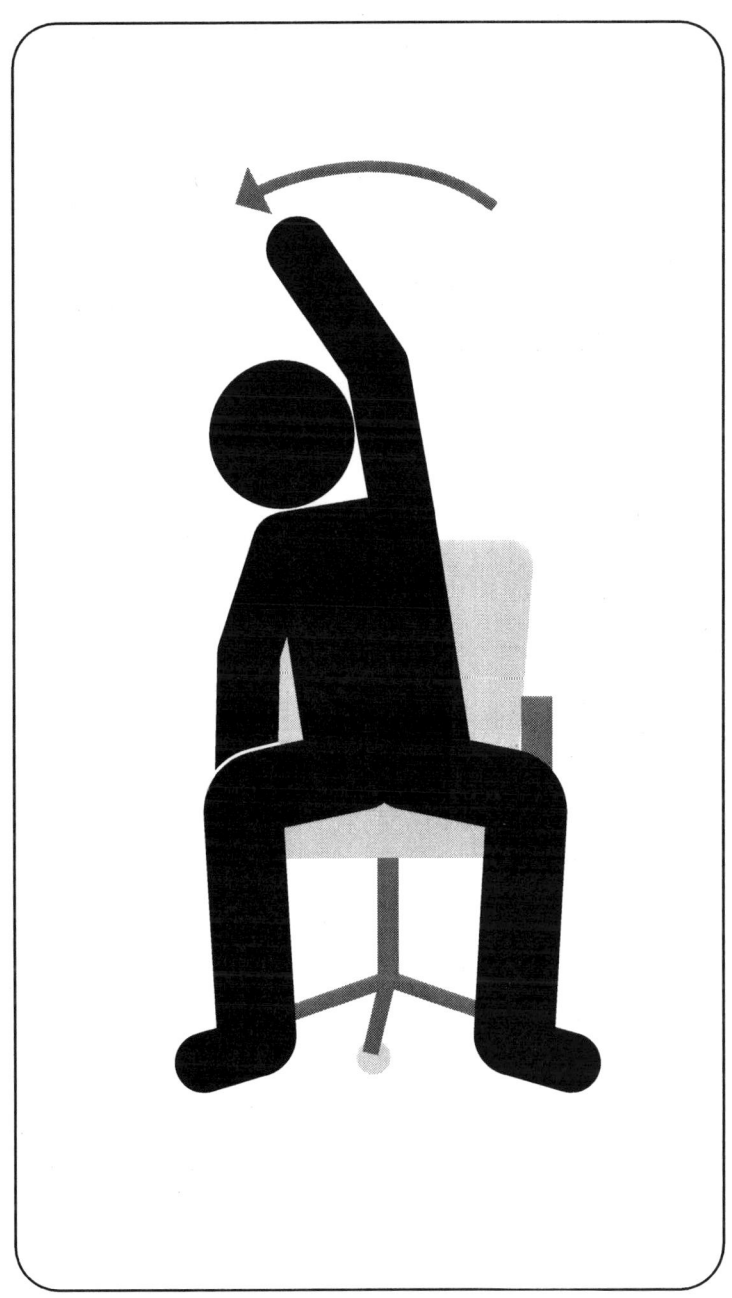

Estiramiento en forma de 4 sentado

Este estiramiento es ideal para liberar tensiones en las caderas y la zona lumbar. También es un eficaz antiestrés, perfecto para el final de un largo día.

> **Estira: espalda, caderas y piernas**

▸ Siéntate recto con los pies apoyados en el suelo.

▸ Sube el tobillo izquierdo hasta apoyarlo sobre el muslo derecho, creando una forma de 4 invertida.

▸ Inspira y baja lentamente el torso tanto como te resulte cómodo por encima del pie izquierdo.

▸ Mantén esta postura durante tres respiraciones y, a continuación, vuelve a sentarte con suavidad.

▸ Vuelve a realizar este ejercicio, esta vez con el tobillo derecho apoyado en el muslo izquierdo.

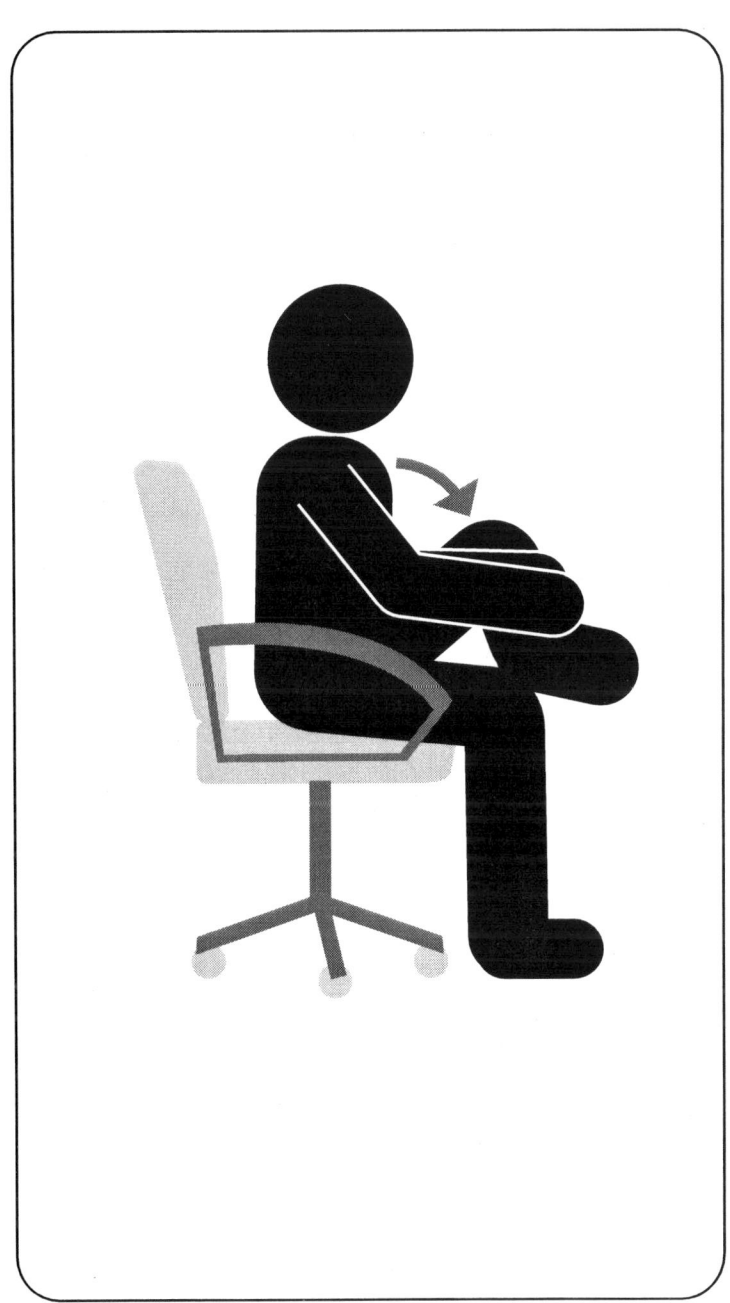

Flexión suave hacia atrás

Estar sentado en un escritorio puede hacer que la parte superior y media de la espalda se curve hacia delante, provocando tensión en los músculos de esta zona. Este sencillo ejercicio ayuda a realinear la postura y alivia el dolor muscular.

> **Estira: columna vertebral, cuello y pecho**

▸ Siéntate recto con los pies apoyados en el suelo.

▸ Coloca las manos en la parte baja de la espalda, con los dedos apuntando hacia abajo y los pulgares apoyados cómodamente en las caderas.

▸ Inspira profundamente y, al espirar, inclina con suavidad la cabeza hacia atrás y arquea la columna para mirar al techo, si puedes. No te inclines demasiado hacia atrás: debes sentir un suave estiramiento en el pecho.

▸ Mantén esta postura durante cinco respiraciones.

▸ Vuelve lentamente a la posición inicial y repite tres veces.

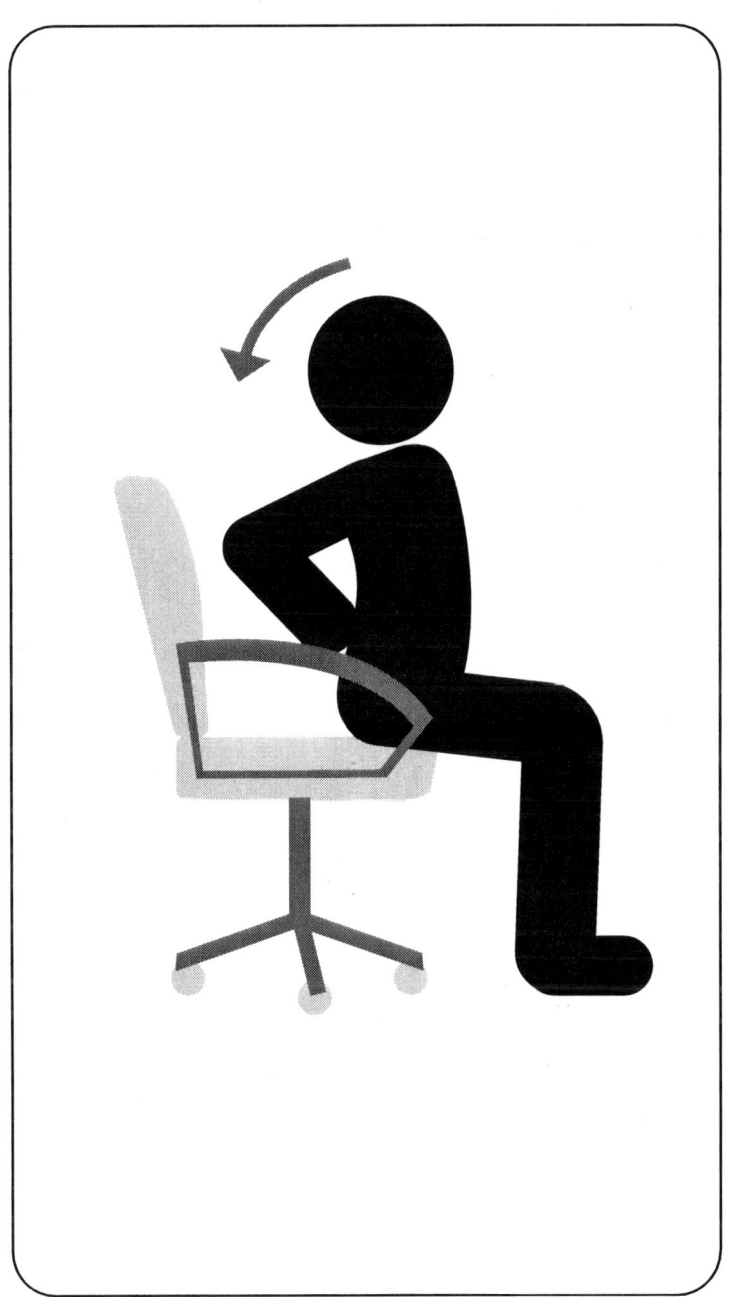

Giro suave de la columna vertebral

Este ejercicio puede aportar numerosos beneficios a nuestra salud, como aliviar el dolor lumbar o mejorar la digestión.

> **Estira: columna vertebral, espalda y cuello**

▸ Siéntate recto con los pies apoyados en el suelo y las rodillas en un ángulo de 90 grados.

▸ Muévete un poco hacia delante en la silla para dejar espacio detrás de ti.

▸ Mientras inspiras, levanta los brazos por encima de la cabeza para extender la columna.

▸ Al espirar, gira hacia la derecha, baja los brazos y coloca la mano izquierda en la parte exterior de la rodilla derecha. Deja que tu mano derecha descanse donde te resulte más cómodo.

▸ Mantén esta postura durante tres respiraciones y, a continuación, deshazla suavemente.

▸ Vuelve a realizar este ejercicio, esta vez girando hacia la izquierda.

▸ Repite cuatro veces, alternando los lados.

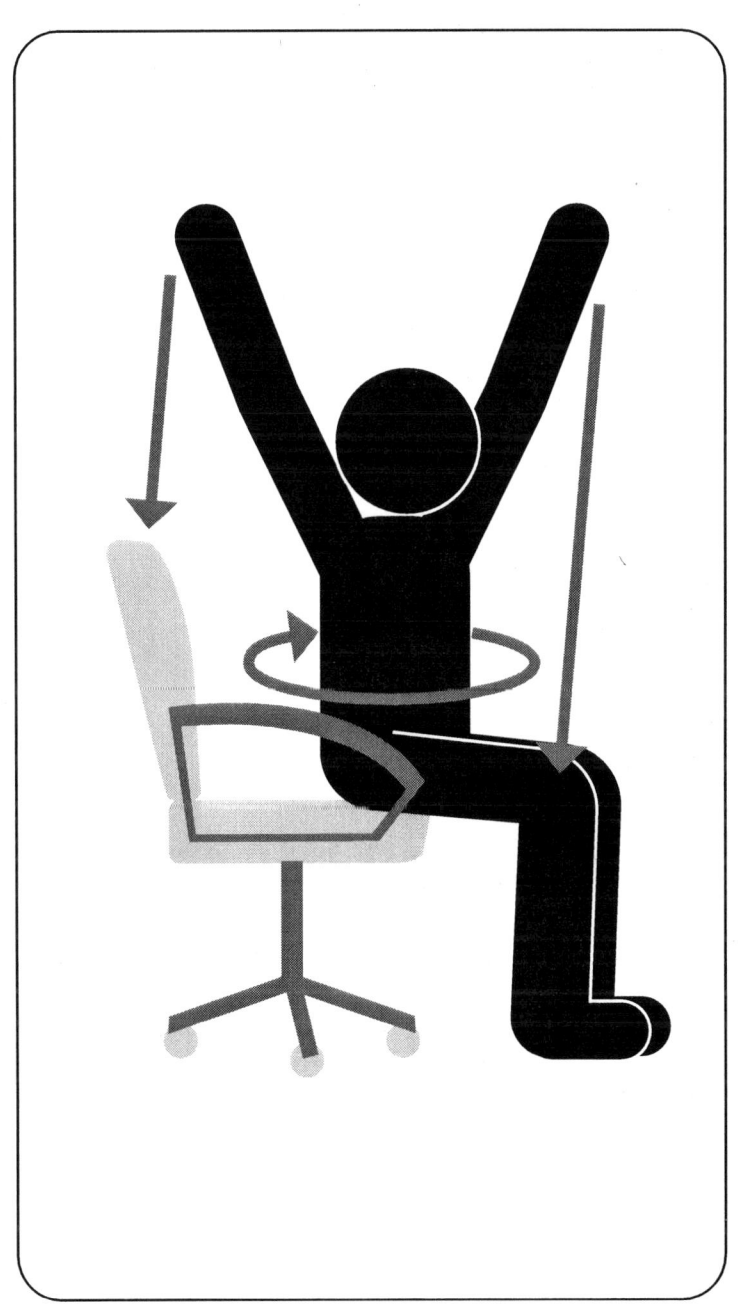

Ejercicios para las piernas

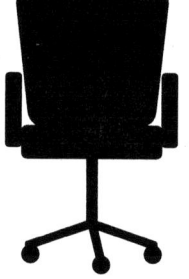

Las piernas están hechas para moverse, por lo que permanecer sentado mucho tiempo puede provocar calambres y molestias. Pero estar sentado no significa estar quieto. En este capítulo encontrarás ejercicios para trabajar los músculos de las pantorrillas y los muslos y mejorar la flexibilidad de los tobillos.

Elevaciones de rodillas

Para sacar el máximo partido a este ejercicio, esfuérzate tanto en bajar las rodillas como en subirlas. Bajar las rodillas con control, en lugar de dejar que los pies caigan al suelo, duplicará los beneficios.

> **Estira: rotadores de la cadera**

▸ Siéntate recto con los pies apoyados en el suelo.

▸ Agárrate a los lados de la silla para tener apoyo.

▸ Manteniendo la rodilla derecha flexionada, levántala hasta donde te sientas cómodo y luego bájala con control.

▸ Vuelve a realizar este ejercicio, esta vez con la rodilla izquierda.

▸ Repite cinco veces, alternando las piernas.

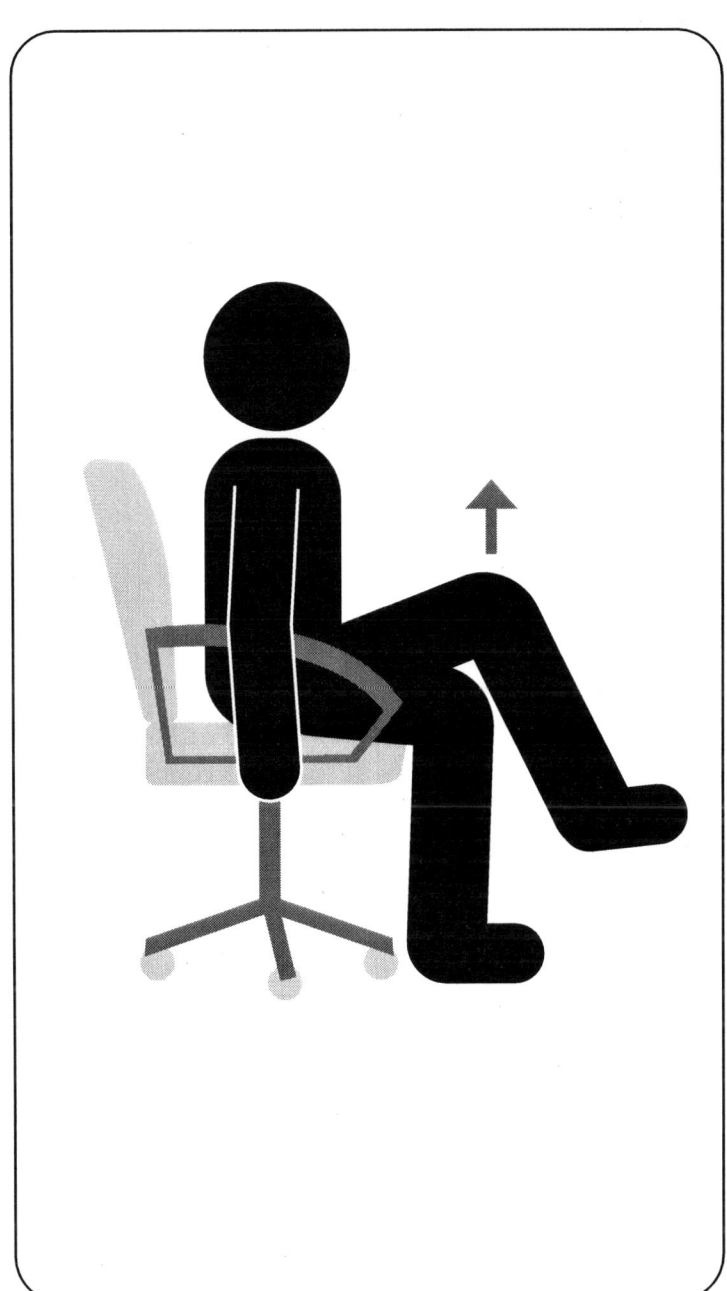

Arriba y abajo

Sentirás como los músculos de la parte delantera de los muslos –los cuádriceps– trabajan con los músculos de las nalgas –los glúteos– para levantarte sin ayuda de los brazos.

> **Fortalece: glúteos y muslos**

▸ Siéntate recto con los pies apoyados en el suelo. Asegúrate de estar a una buena distancia de tu escritorio, con espacio suficiente para ponerte de pie.

▸ Inspirando profundamente, estira los brazos hacia delante a la altura de los hombros manteniendo los pies bien plantados en el suelo.

▸ Ahora, con los brazos estirados, espira completamente y levántate hasta ponerte de pie con un movimiento fluido.

▸ Vuelve a sentarte poco a poco.

▸ Repítelo cinco veces.

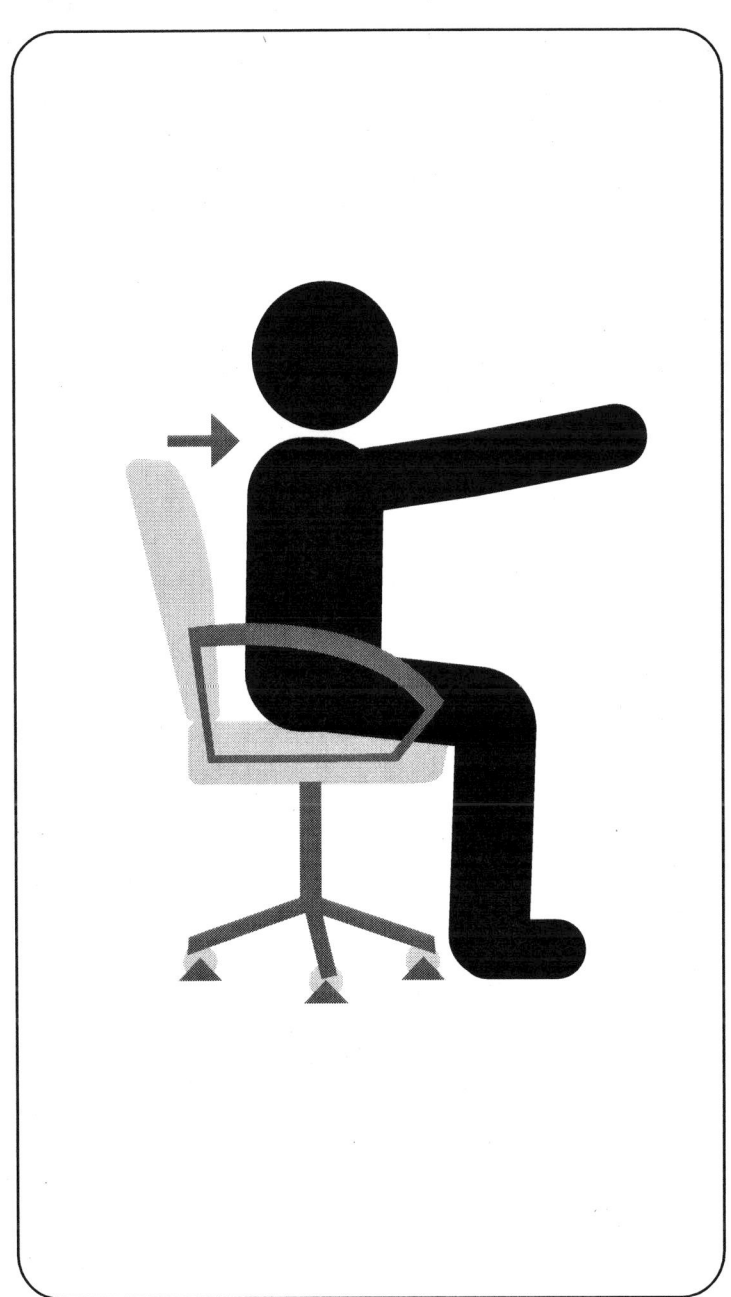

Elevaciones de una sola pierna

Levantarse de la silla cada 30 minutos tiene importantes beneficios para la salud, como el aumento de la circulación sanguínea. ¿Por qué no ponerte una alarma que te ayude a moverte con más frecuencia y te recuerde que debes hacer estos ejercicios?

> **Fortalece: cuádriceps, isquiotibiales y abdominales**

▸ Siéntate recto con los pies apoyados en el suelo. Luego agárrate a los bordes de la silla para obtener un apoyo adicional, asegurándote de que tu espalda esté recta y sin apoyo.

▸ Levanta lentamente la pierna izquierda hacia delante todo lo que puedas. Aprieta los cuádriceps para facilitar la elevación. El objetivo es levantar la pierna lo suficiente como para que forme un ángulo recto con el tronco, pero esto puede llevar tiempo.

▸ Mantén la pierna en el aire durante un par de segundos y luego bájala lentamente.

▸ Vuelve a realizar el ejercicio con la pierna derecha.

▸ Repite cinco veces, alternando las piernas.

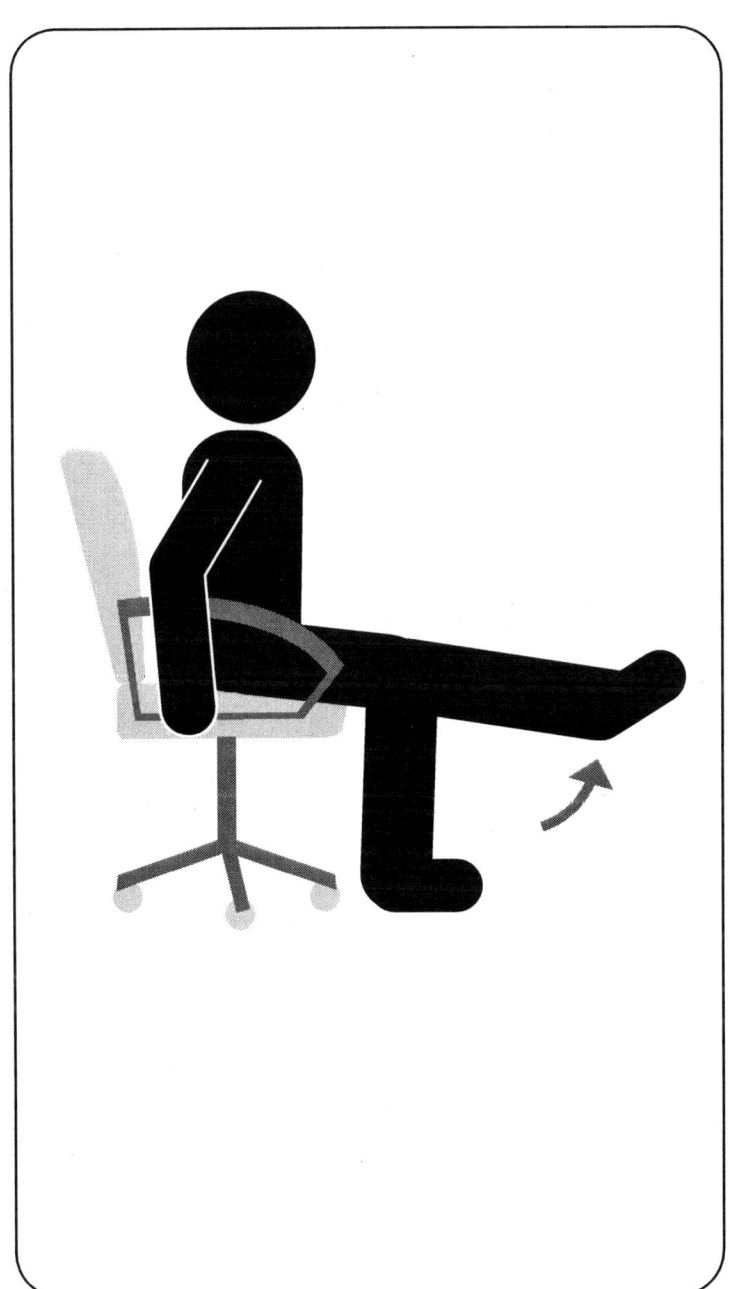

Elevaciones de ambas piernas

Se trata de un ejercicio duro, por lo que conviene empezar poco a poco. Para aumentar la intensidad, dibuja suaves círculos con los pies mientras tienes las piernas en el aire. Intenta una rotación para empezar y luego descansa. Si te sientes capaz, vuelve a intentarlo, pero dibuja dos o tres círculos con los pies levantados del suelo antes de bajarlos.

> **Fortalece: cuádriceps, isquiotibiales y abdominales**

▸ Siéntate recto con los pies hacia delante.

▸ Aléjate del respaldo de la silla y agárrate a los bordes para obtener un apoyo adicional.

▸ Asegúrate de que tu espalda está recta pero ligeramente inclinada hacia atrás.

▸ Partiendo de una postura en la que los talones tocan el suelo, levanta lentamente las piernas todo lo que puedas, al principio puede ser justo por encima del suelo.

▸ Mantén las piernas en el aire durante un par de segundos y luego bájalas lentamente.

▸ Repítelo diez veces.

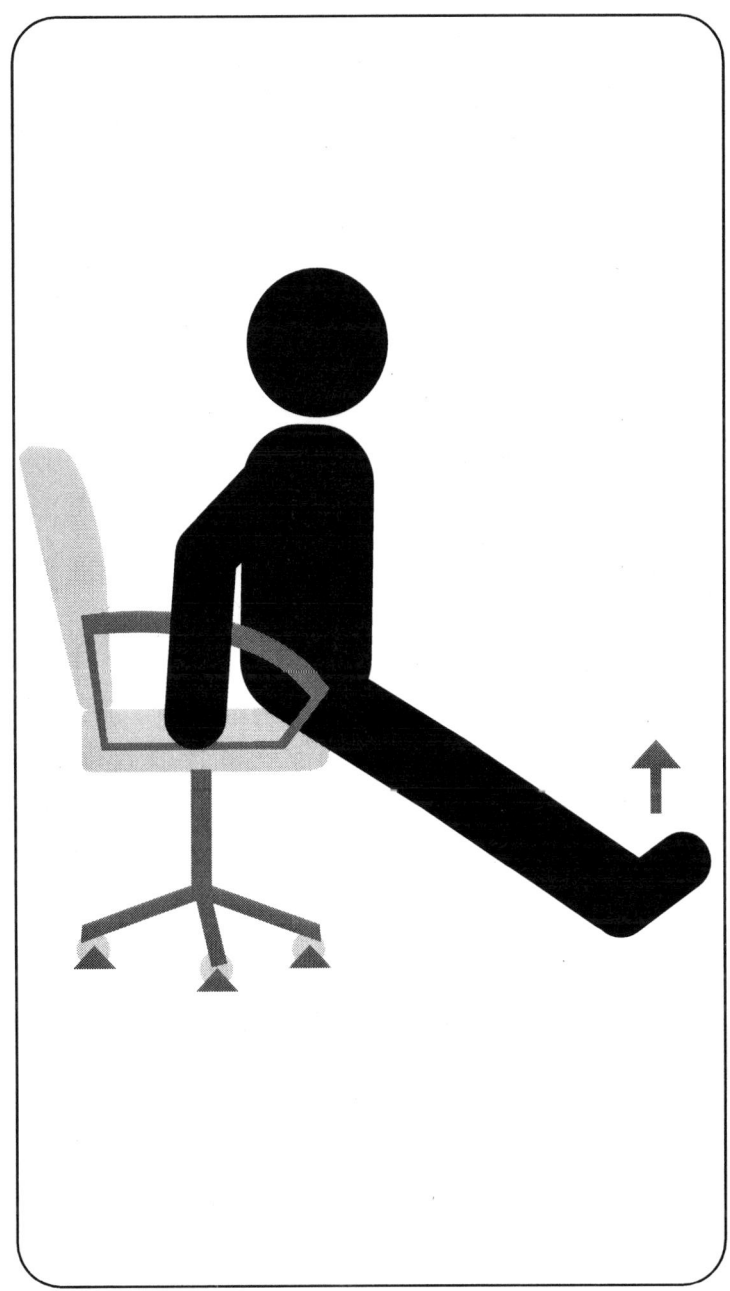

Sentadillas con apoyo

Este ejercicio es duro para los gemelos, así que tómatelo con calma y escucha a tu cuerpo. Trata de no preocuparte por lo que puedes llegar a bajar: se trata de trabajar los músculos y moverte a un ritmo que te resulte cómodo.

Fortalece: glúteos y muslos

▶ De pie y con la espalda recta, coloca las manos en el respaldo de una silla (si tiene ruedas, asegúrate de que mantiene bien la estabilidad).

▶ Coloca las piernas de modo que estén a una zancada de la silla con los pies separados todo lo ancho de las caderas.

▶ Sujétate a la silla y flexiona ambas rodillas, asegurándote de que se mantengan paralelas y no choquen entre sí. Los glúteos deben sobresalir ligeramente.

▶ Intenta bajar todo lo que puedas sin que te resulte incómodo, aguanta un par de segundos y vuelve a subir lentamente hasta la posición normal de pie.

▶ Repite este ejercicio cuatro veces.

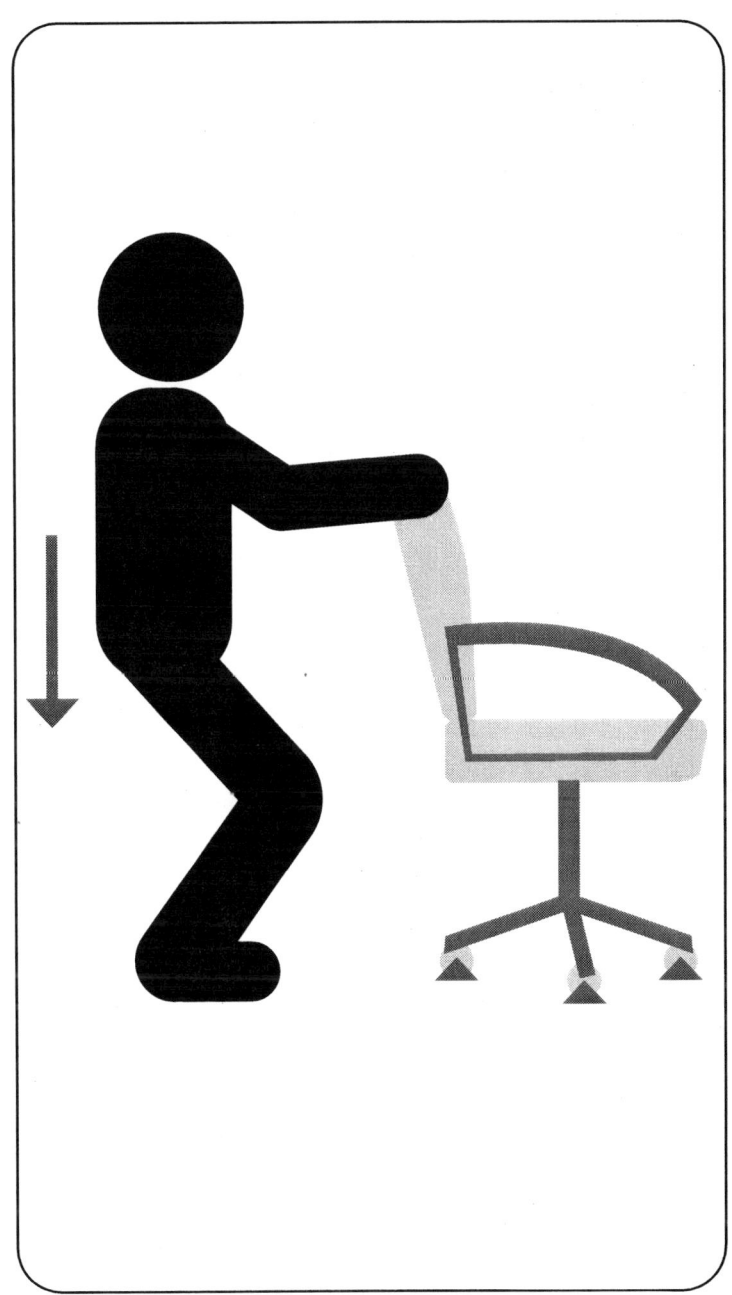

Tocarse la punta de los pies

El estiramiento consistente en tocarse la punta de los pies utiliza varios músculos de todo el cuerpo, en particular los isquiotibiales.

> ## Estira: piernas, espalda y brazos

▶ Siéntate recto con los pies apoyados en el suelo y las rodillas en un ángulo de 90 grados.

▶ Levanta el brazo derecho hacia el techo.

▶ Extiende la pierna izquierda hacia delante.

▶ Baja el brazo derecho al tiempo que inclinas el torso hacia la pierna izquierda. Si puedes, tócate los dedos de los pies con la mano derecha.

▶ Intercambia los brazos y las piernas de modo que la pierna derecha esté extendida y el brazo izquierdo levantado, y repite el ejercicio.

▶ Repite diez veces, alternando los lados.

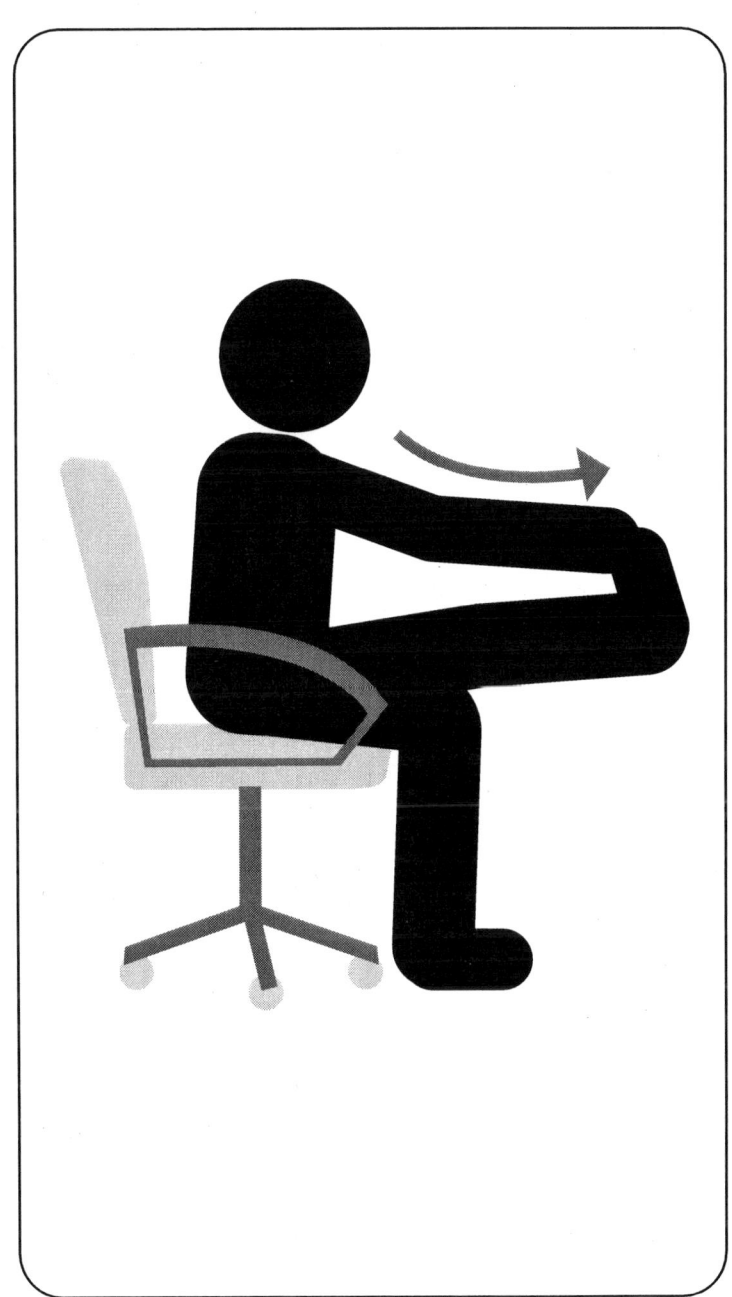

Elevaciones
de pantorrillas

Este ejercicio es mejor hacerlo sin zapatos para conservar el equilibrio. Si necesitas llevar zapatos, asegúrate de que sean planos y tengan un buen agarre. Es una forma excelente de despertar y tonificar los músculos de las pantorrillas después de pasar mucho tiempo sentado.

Estira: pantorrillas y pies

▸ De pie y con la espalda recta, coloca las manos en el respaldo de una silla (si tiene ruedas, asegúrate de que mantiene bien la estabilidad).

▸ Levanta ambos talones del suelo hasta ponerte de puntillas.

▸ Baja lentamente los talones hacia el suelo de manera controlada.

▸ Repítelo diez veces.

▸ Para variar, alterna levantando un talón cada vez, como si estuvieras pedaleando en una bicicleta.

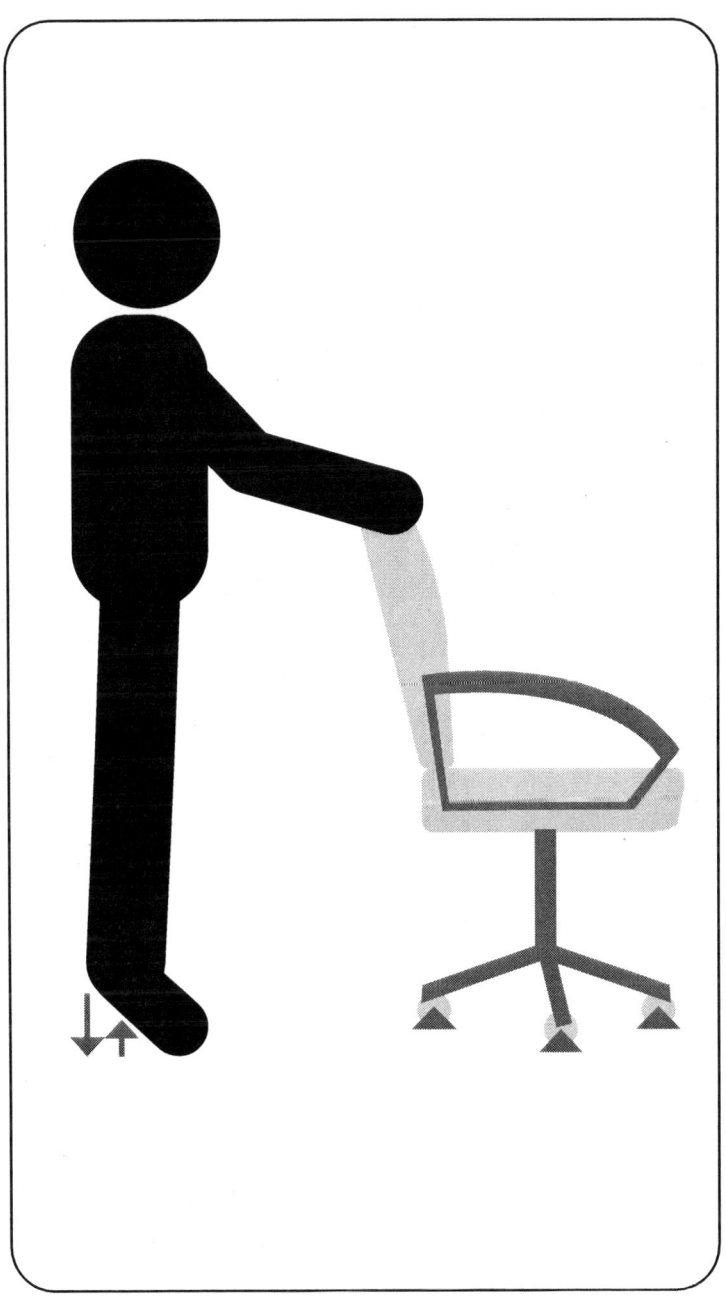

Ejercicios para los pies

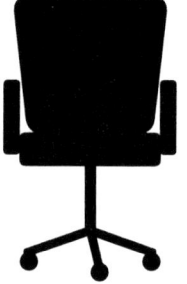

Cada uno de nuestros pies está formado por 26 huesos, más de 30 articulaciones y más de 100 músculos, tendones y ligamentos, por lo que es importante cuidarlos. En este capítulo encontrarás estiramientos y ejercicios para aliviar el dolor de pies, aumentar la circulación y mejorar la flexibilidad.

Golpeteo con los dedos de los pies

Pasar mucho tiempo sentado puede afectar a la circulación, ya que a veces la sangre se acumula en las piernas. Unos simples golpecitos con los dedos de los pies, practicados a lo largo del día, pueden ayudar a evitarlo y a mantener sanas y activas las venas y los músculos de las pantorrillas.

> ## Fortalece: pies y tobillos

▸ Siéntate recto con los pies apoyados en el suelo.

▸ Levanta un poco el talón derecho del suelo y da golpecitos con los dedos de los pies.

▸ Si puedes, ve moviendo el pie de un lado a otro, golpeando muchos puntos diferentes del suelo. Recuerda utilizar los dedos de los pies y el tobillo, y no la pierna, para crear el movimiento de golpeteo.

▸ Repítelo de diez a quince veces e intercambia los pies.

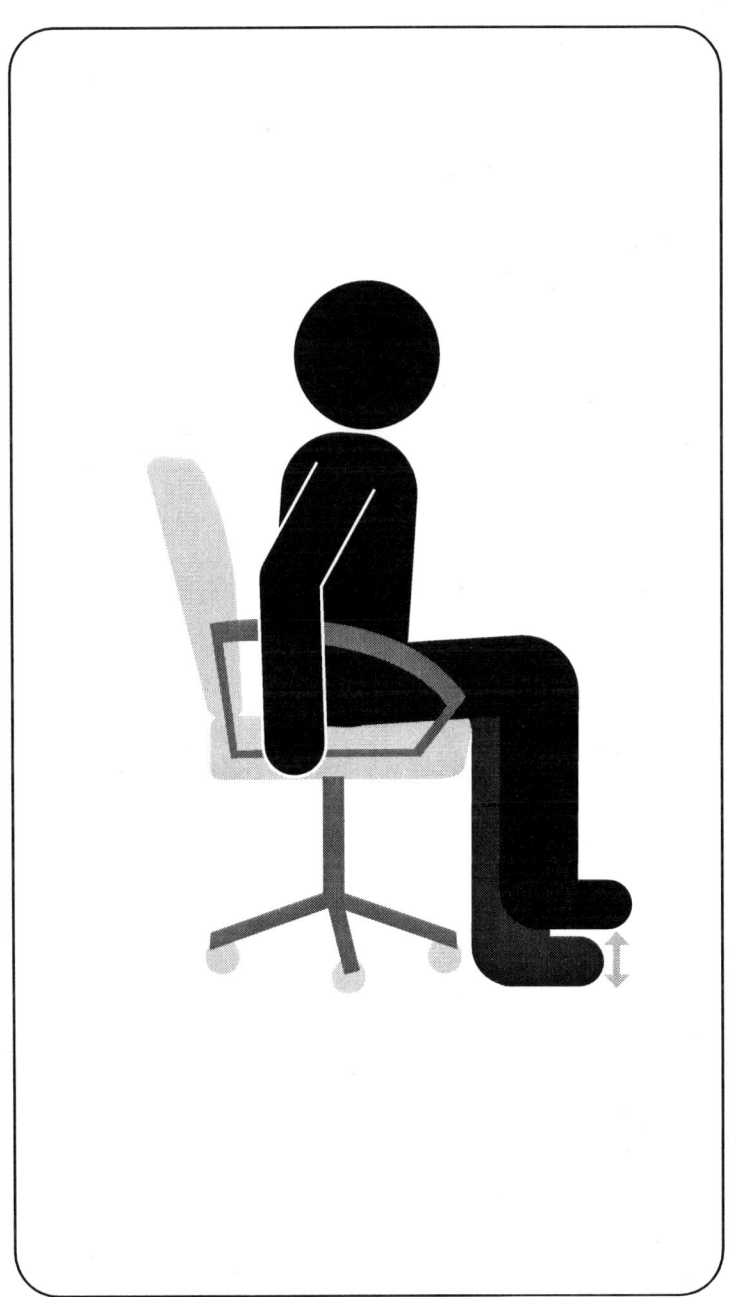

Abecedario con los tobillos

Este es un excelente ejercicio para los tobillos: mover los músculos de esta forma fortalece y flexibiliza los pies y los tobillos, lo que puede mejorar el equilibrio. Para sacar el máximo partido a este ejercicio, no lleves zapatos mientras lo haces.

> **Estira: tobillos y pies**

▸ Siéntate recto con los pies apoyados en el suelo.

▸ Coloca las manos donde te resulte más cómodo y extiende la pierna derecha hacia delante.

▸ Imagina que el dedo gordo de tu pie derecho es un lápiz y dibuja en el aire una a una cada letra del abecedario.

▸ Cuando llegues a la *z*, vuelve a realizar el ejercicio, esta vez con el pie izquierdo.

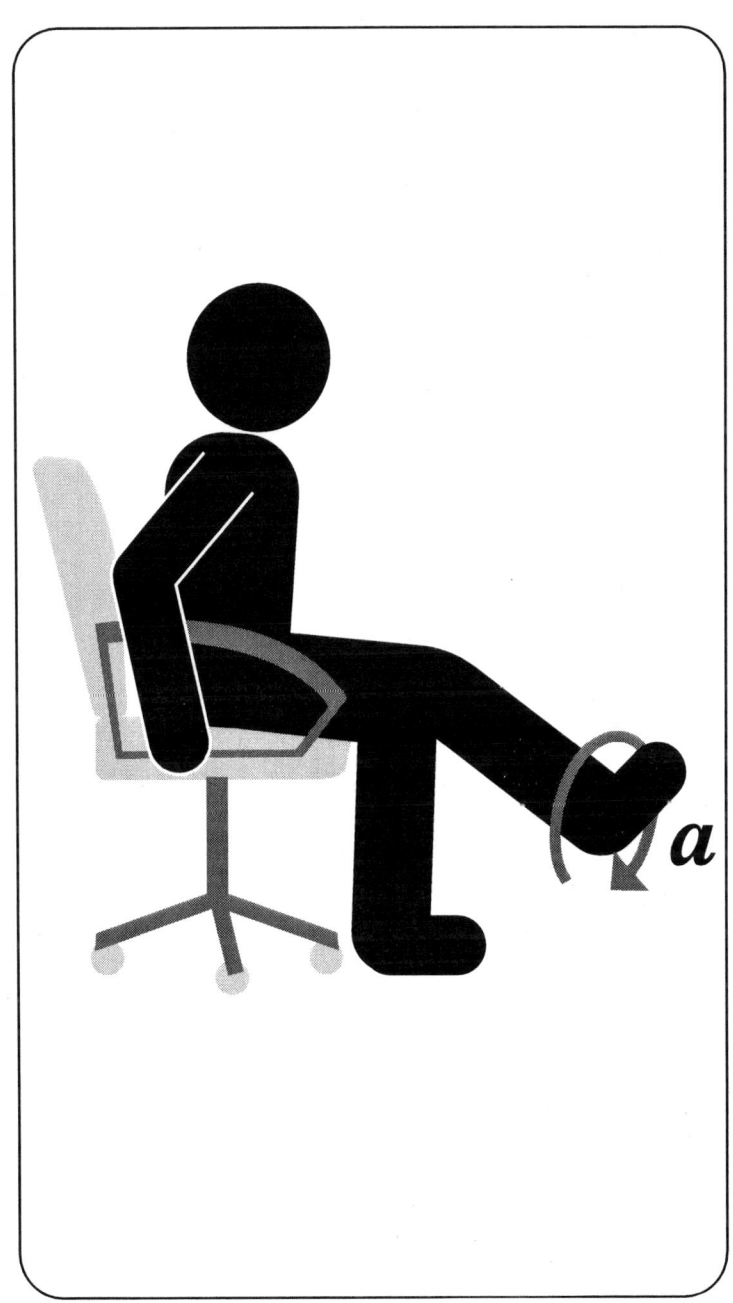

Rodar una botella

Este ejercicio puede ayudarte a aliviar el dolor de pies, sobre todo si te duele el puente. Utiliza una botella no flexible o una pelota de tenis para darles un sencillo masaje a tus pies.

> ### Fortalece: puente del pie

▶ Siéntate recto con los pies apoyados en el suelo.

▶ Coloca la botella o la pelota en el suelo delante de ti y apoya en ella el pie izquierdo manteniéndola encajada en el puente del pie.

▶ Gira suavemente la botella hacia delante y hacia atrás desde el tercio anterior del pie hasta el talón, ejerciendo una ligera presión.

▶ Apunta hacia delante con los dedos de los pies mientras llevas la botella hacia el talón, sintiendo el estiramiento a lo largo de la espinilla.

▶ Vuelve a realizar este ejercicio, esta vez con el pie derecho.

▶ Repite seis veces, alternando los pies.

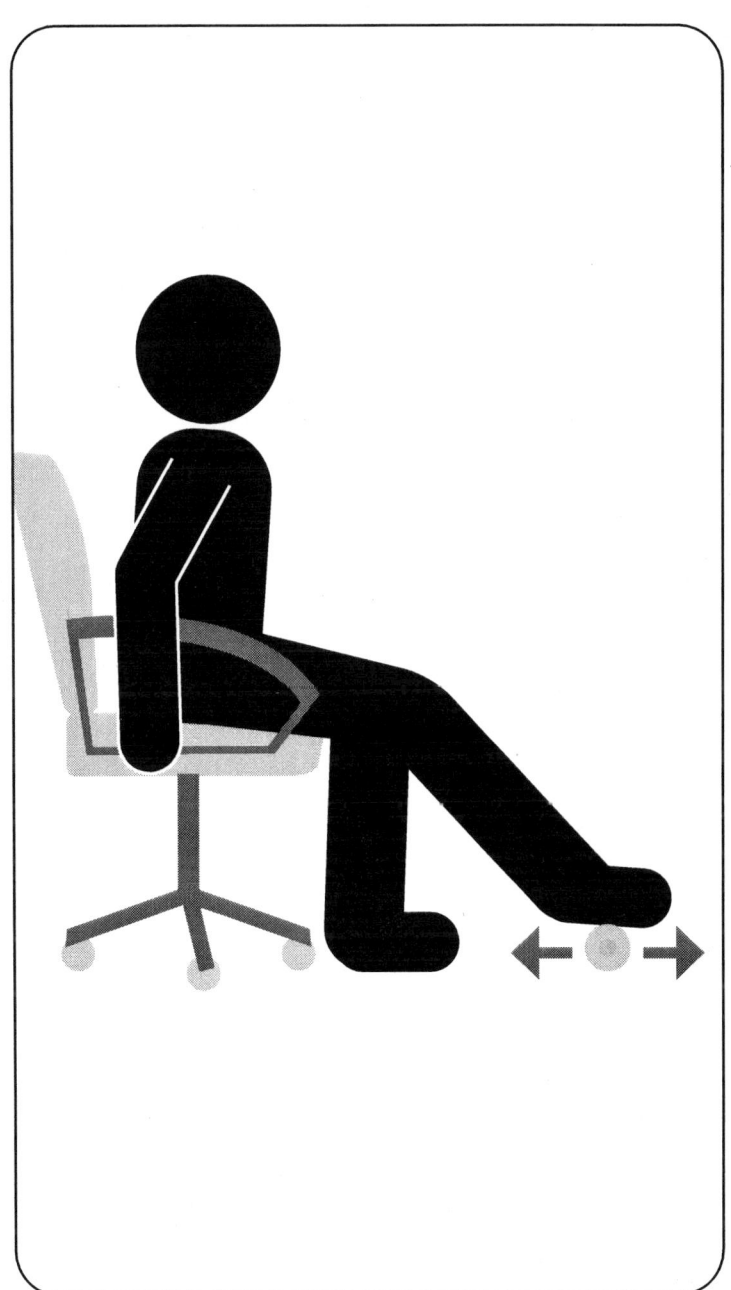

Estiramiento de tobillos

Este suave estiramiento es eficaz para mejorar la flexibilidad del tobillo y puede reducir el riesgo de formación de coágulos sanguíneos. Deberías sentir un estiramiento en la pantorrilla y la espinilla a medida que te mueves. Asegúrate de disponer de espacio suficiente para realizar este ejercicio.

> **Estira: tobillos, pantorrillas y espinillas**

▸ Siéntate recto con los pies apoyados en el suelo y las rodillas en un ángulo de 90 grados.

▸ Agárrate a ambos lados de la silla si quieres un poco más de estabilidad.

▸ Extiende la pierna izquierda hacia delante.

▸ Apunta hacia delante con los dedos del pie.

▸ Flexiona el pie apuntando con los dedos hacia ti.

▸ Repite cinco veces, luego intercambia los pies.

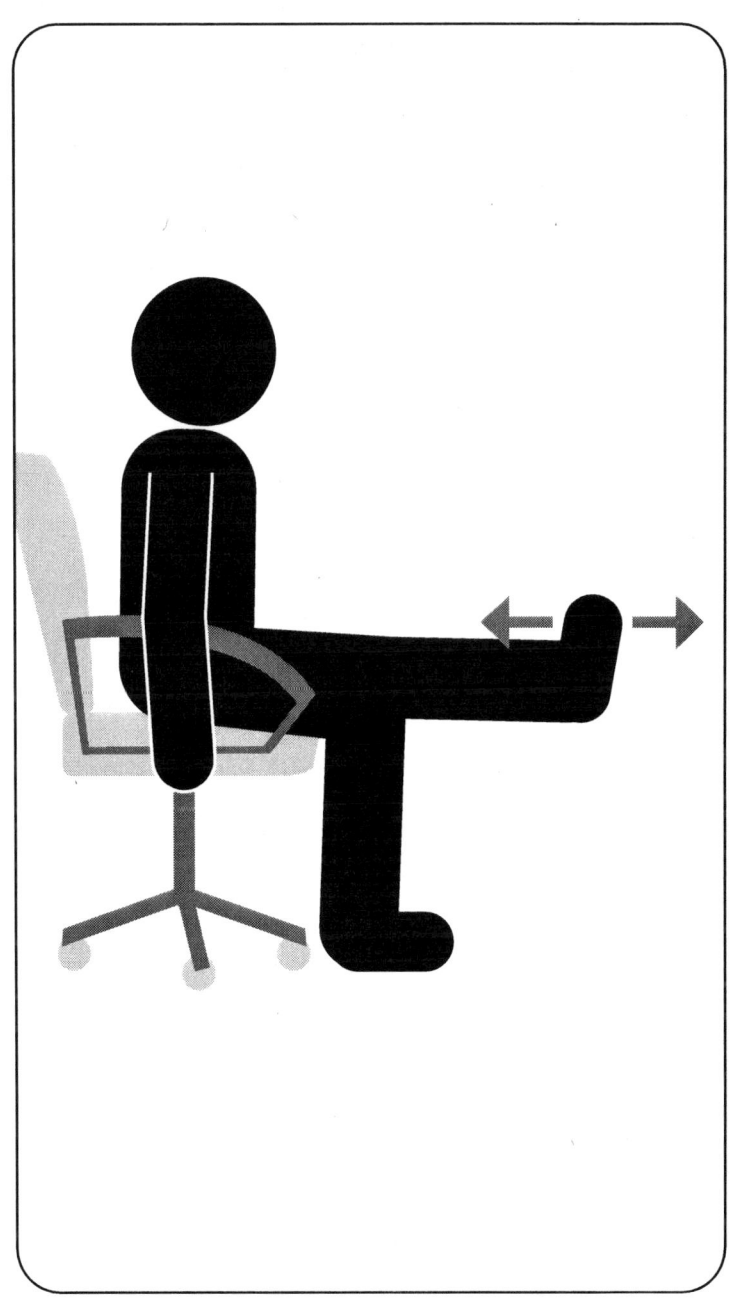

Agarrar objetos con los dedos de los pies

Este ejercicio puede hacerse con casi cualquier objeto pequeño: bolígrafos, canicas, pequeños trozos de papel e incluso bolas de papel. Su objetivo es mejorar la flexibilidad y fortalecer los músculos de los pies y de los dedos de los pies.

> **Fortalece: dedos y pies**

▸ Coloca entre 10 y 20 objetos pequeños en el suelo delante de tu silla.

▸ Siéntate recto y utiliza los dedos del pie derecho para agarrar los objetos de uno en uno.

▸ Cuando hayas agarrado un objeto, muévelo hacia una nueva pila en el suelo a tu derecha.

▸ Vuelve a realizar este ejercicio, esta vez con el pie izquierdo.

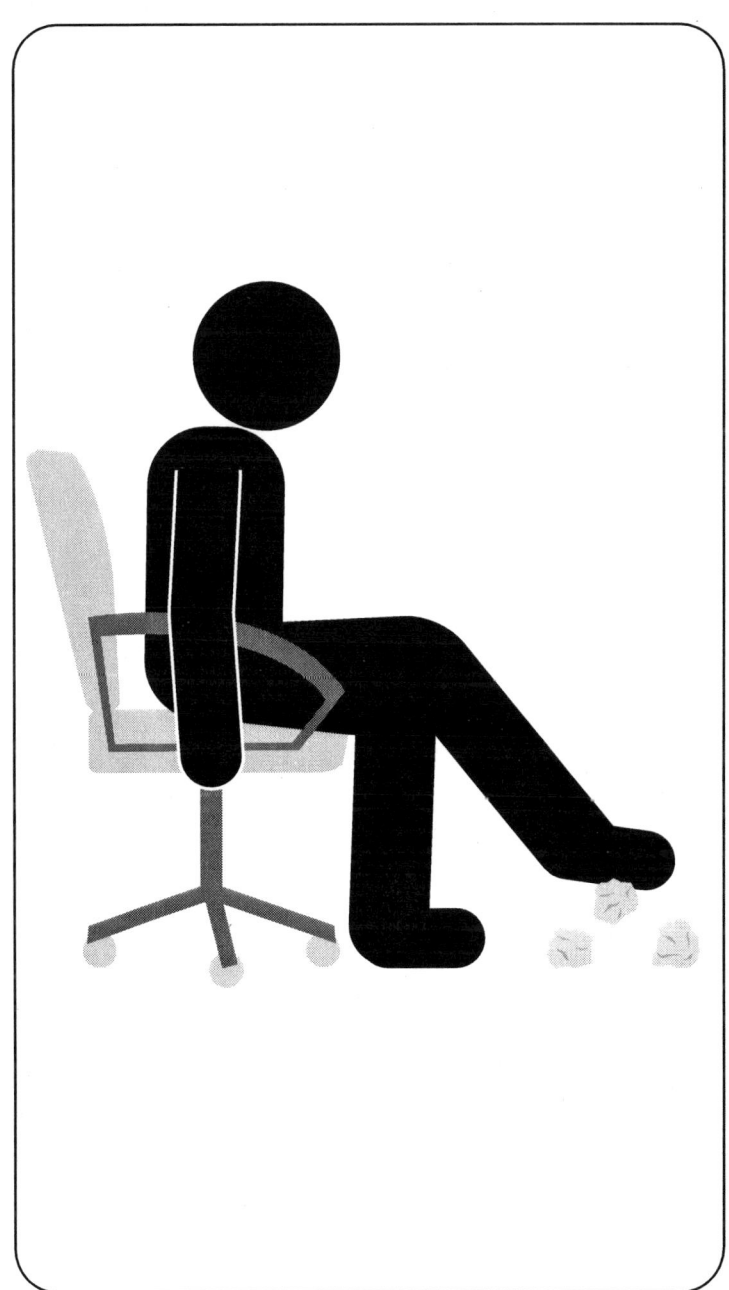

Estiramiento del dedo gordo del pie

Este ejercicio es especialmente eficaz si llevas zapatos ceñidos o formales durante todo el día. Aumenta la circulación y la flexibilidad del dedo gordo y estira la parte superior del pie.

> ## Estira: dedos y pies

▶ Siéntate recto con los pies descalzos apoyados en el suelo.

▶ Coloca el pie izquierdo sobre el muslo derecho.

▶ Utiliza los dedos de la mano para estirar suavemente el dedo gordo del pie izquierdo hacia abajo, alejándolo de los demás dedos, en dirección a la planta del pie.

▶ Mantén esta postura durante 3-5 segundos.

▶ Tras devolver el dedo del pie a su posición inicial, muévelo hacia arriba en dirección a la espinilla durante 3-5 segundos.

▶ Vuelve a realizar este ejercicio, esta vez con el pie derecho.

▶ Repite diez veces, alternando los pies.

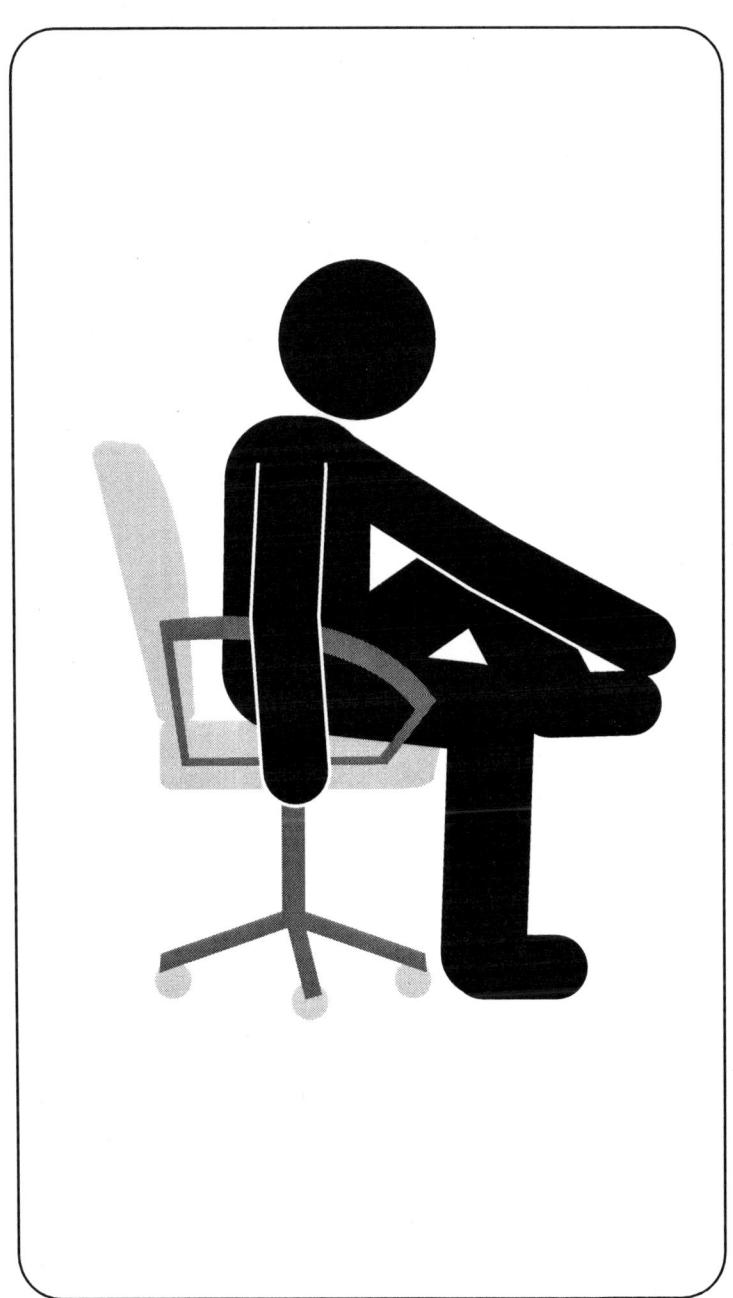

Círculos de tobillos

Mover los tobillos en círculos ayuda a mejorar su flexibilidad y su fuerza, lo que contribuye a evitar lesiones. Concéntrate en mover solo el tobillo, manteniendo el resto de la pierna tan quieta como puedas.

> **Estira: tobillos**

▸ Siéntate recto con los pies apoyados en el suelo.

▸ Sube la pierna derecha, apoyando el tobillo derecho en el muslo izquierdo.

▸ Gira suavemente el tobillo derecho en el sentido de las agujas del reloj.

▸ Repítelo tres veces y luego otras tres en sentido contrario a las agujas del reloj.

▸ Vuelve a realizar este ejercicio, esta vez con el tobillo izquierdo.

▸ Repite diez veces en cada lado.

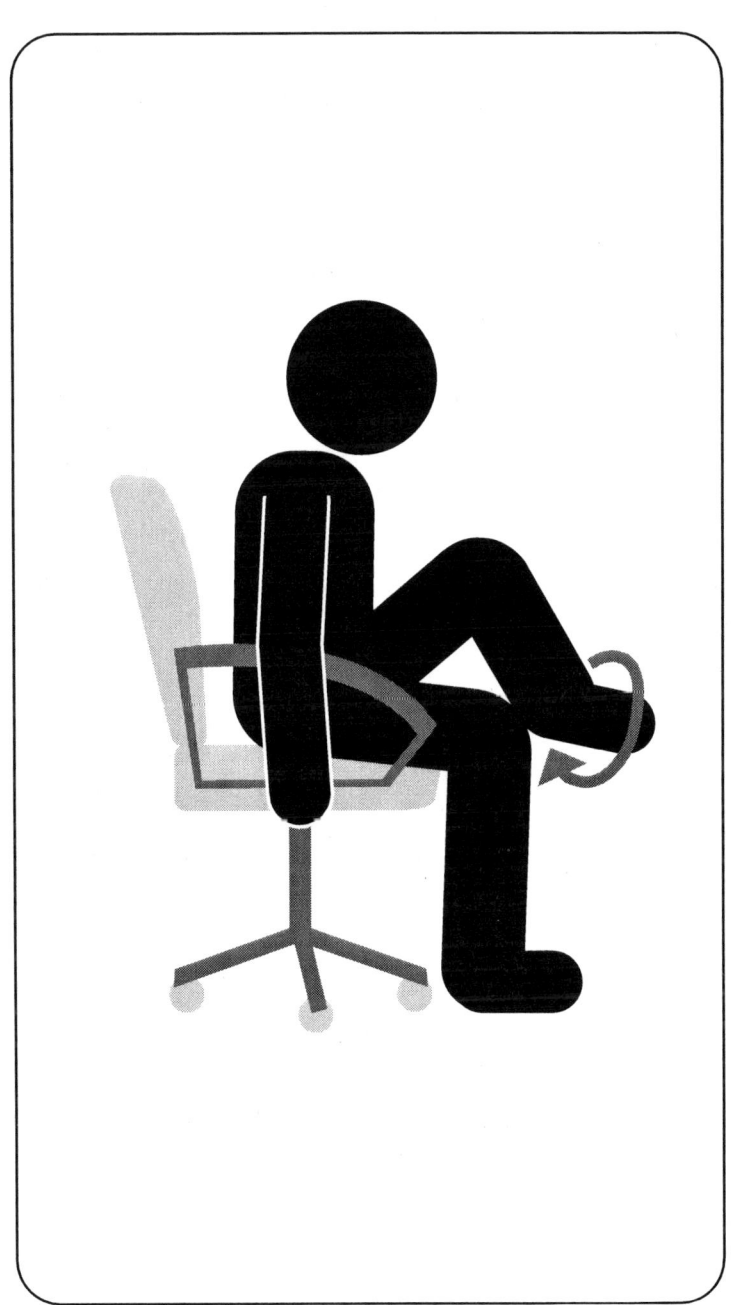

Mejorar
la postura

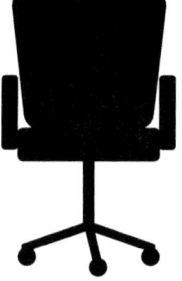

Postura significa simplemente cómo sostienes tu cuerpo. Sentarte y estar de pie con una buena postura puede mejorar tu circulación y beneficiar a tus músculos, y también es muy importante para la salud de tu columna vertebral. Si pasas mucho tiempo sentado o de pie, mejorar tu postura es la manera más fácil de mantener sana tu columna vertebral. Aunque es tentador encorvarse, corregir la postura a lo largo del día te ayudará a aliviar los dolores de espalda y cuello, además de permitirte respirar más profundamente y sentirte más relajado. Sigue leyendo para conocer técnicas que te permitan mejorar tu postura al sentarte.

El corrector postural

Este ejercicio es la versión sentada de la postura del gato y la vaca en yoga. Al estirarte en dos direcciones opuestas, liberas tensión y ayudas a tu cuerpo a encontrar una postura cómoda que no sea ni demasiado encorvada ni demasiado arqueada.

Estira: hombros, columna y espalda

▸ Siéntate recto con los brazos relajados a los lados y los pies apoyados en el suelo y separados todo lo ancho de las caderas.

▸ Desplaza ligeramente las caderas hacia atrás y lleva la barbilla hacia el pecho.

▸ Lleva los hombros hacia delante mientras empujas la espalda hacia arriba, como un gato enfadado. Mantén la postura hasta la cuenta de tres.

▸ A continuación, desplaza las caderas hacia delante, llevando la cabeza y el coxis hacia arriba, de modo que la espalda se arquee y los omóplatos se junten, como un perro que se estira por la mañana.

▸ Repítelo cinco veces.

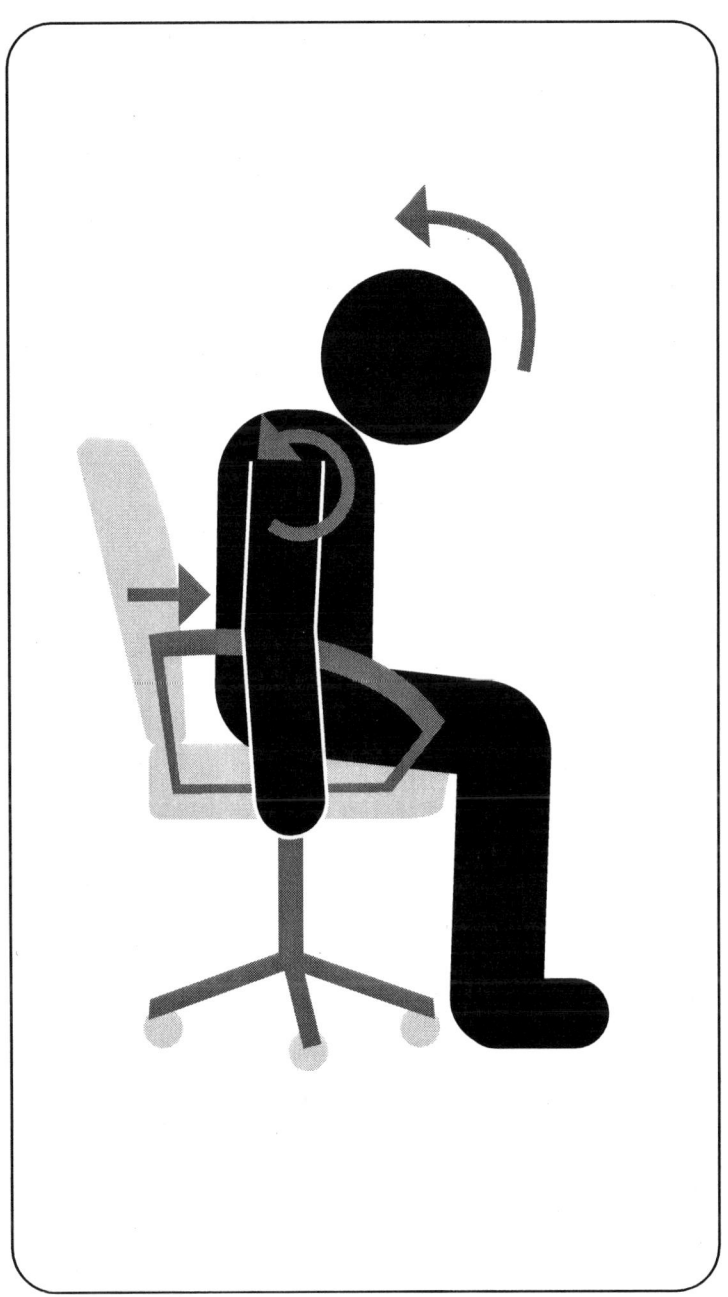

Estiramiento de pecho

Este estiramiento mejora la postura al contrarrestar la posición encorvada que muchos de nosotros adoptamos cuando estamos sentados frente al escritorio. Es tentador dejar que los hombros se hundan hacia delante a medida que avanza el día, pero sentarse erguido hace que nos sintamos mucho mejor y es más beneficioso para la columna vertebral.

> **Estira: pecho**

▸ Siéntate recto con los pies apoyados en el suelo. Deja un pequeño espacio entre la espalda y el respaldo de la silla.

▸ Relaja los hombros, tirando de ellos hacia atrás y hacia abajo, alejándolos de las orejas.

▸ Con los brazos estirados, extiéndelos hacia los lados con los dedos separados.

▸ Empuja suavemente el pecho hacia delante y hacia arriba hasta que sientas un ligero estiramiento.

▸ Mantén esta postura durante cinco respiraciones y luego relaja el pecho.

▸ Repítelo cinco veces.

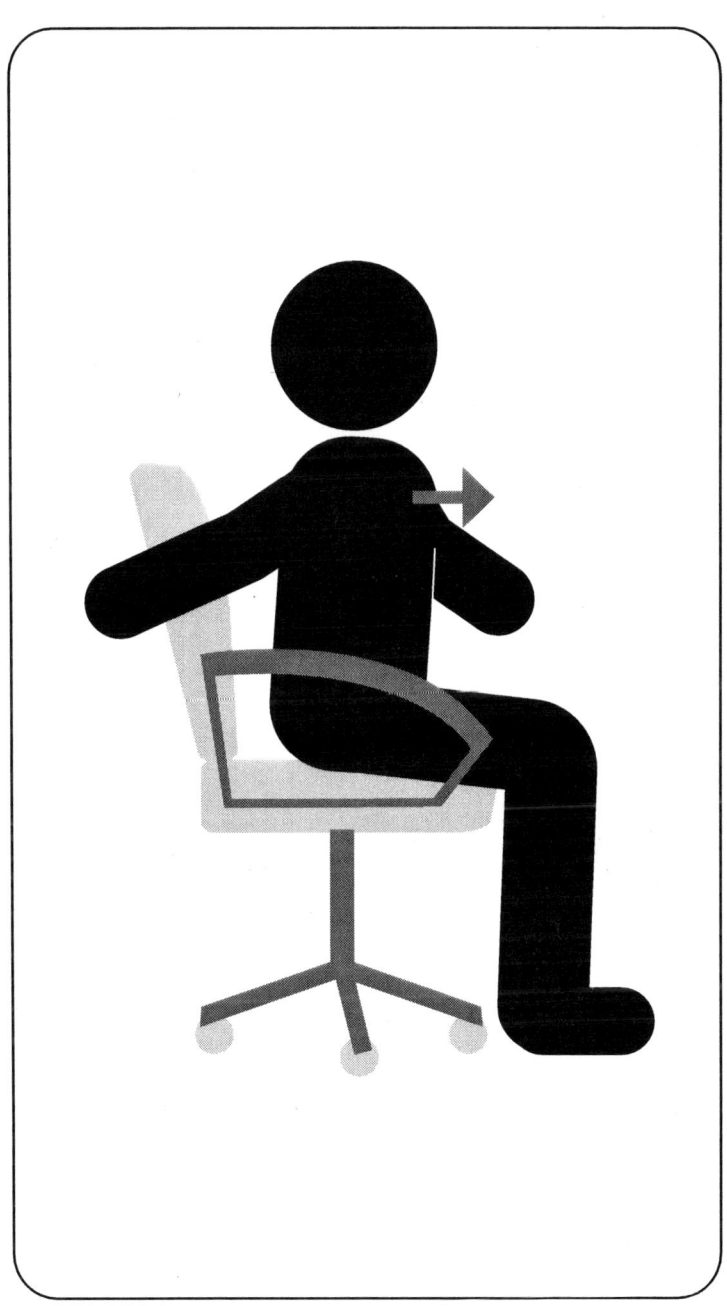

Giro de costados

Este estiramiento beneficia a toda la zona superior del cuerpo: brazos, hombros, parte superior de la espalda, pecho y cuello. Estirarse hacia ambos costados mejora la postura al liberar la tensión de los músculos y permitir que se alineen en una posición cómoda.

> ### Estira: pecho, espalda y hombros

▶ Siéntate recto en la silla con los pies apoyados en el suelo.

▶ Coloca las manos detrás de la cabeza con los dedos entrelazados y los pulgares en la base de la nuca. Asegúrate de que los codos apunten hacia los lados y estén en línea con las caderas, con los hombros relajados.

▶ Manteniendo el pecho abierto y elevado, dóblate lentamente hacia la derecha hasta que sientas un estiramiento en el costado izquierdo.

▶ Vuelve a la posición central y realiza este ejercicio de nuevo, esta vez inclinándote hacia la izquierda.

▶ Repite diez veces, alternando los lados.

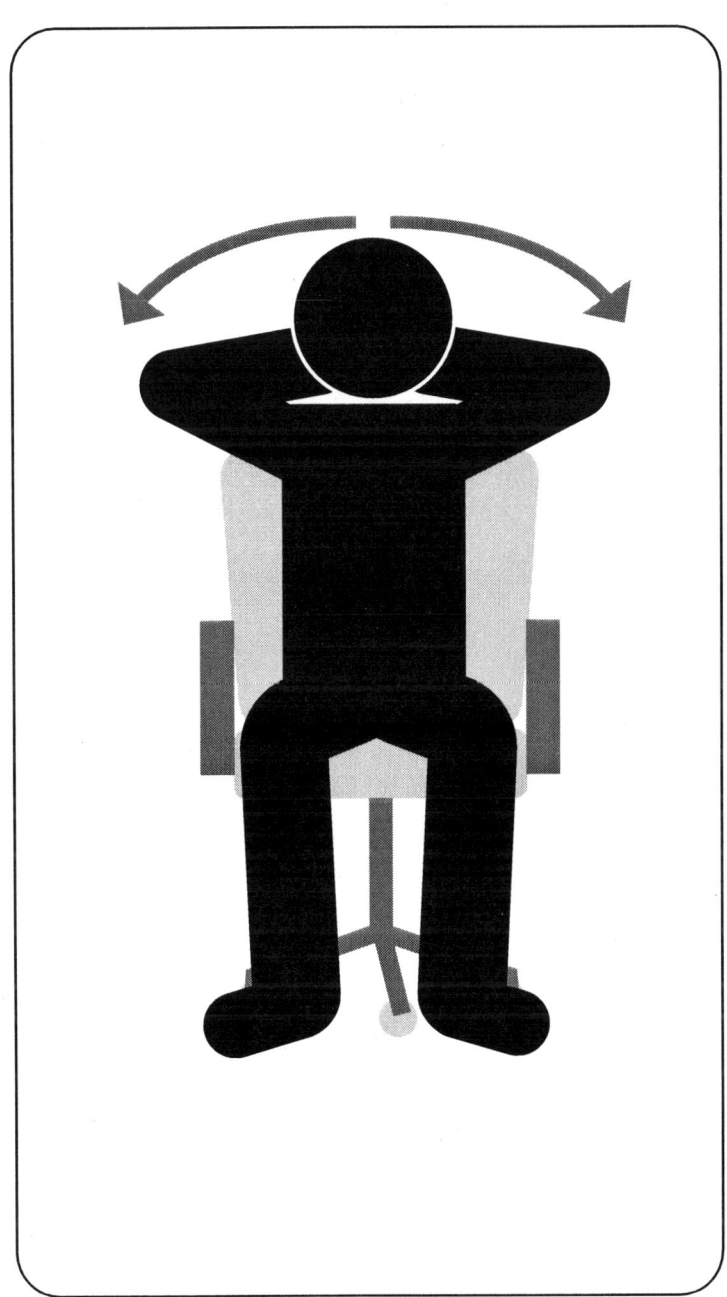

111

Respiración consciente

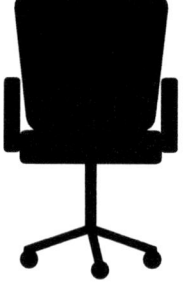

La forma en que respiramos afecta a todo nuestro cuerpo. Unas cuantas respiraciones profundas y conscientes en cualquier momento del día pueden reducir tu estrés, despertar tus músculos y ayudarte a sentirte renovado. Este capítulo incluye una selección de excelentes ejercicios de respiración para mantenerte sano mientras estás sentado.

Respiración diafragmática

El diafragma es ese extenso músculo en forma de cúpula que se contrae bajo los pulmones cuando inspiramos y espiramos. Practicar la respiración diafragmática puede reducir la tensión arterial y la frecuencia cardiaca, así como ayudarte a relajarte.

▸ Siéntate recto en la silla con los pies apoyados en el suelo. Si es necesario, apártate del escritorio para que el abdomen tenga suficiente espacio para expandirse.

▸ Coloca una mano sobre el pecho y otra justo debajo de la caja torácica.

▸ Inspira lentamente por la nariz hasta que el abdomen se expanda, haciendo que la mano de abajo se eleve. Cuando realices este ejercicio, intenta mantener el tronco estable para que la mano situada sobre el pecho permanezca lo más quieta posible.

▸ Aprieta los músculos abdominales para contraer el estómago, haciendo que la mano baje mientras espiras suavemente por la boca.

▸ Repítelo diez veces.

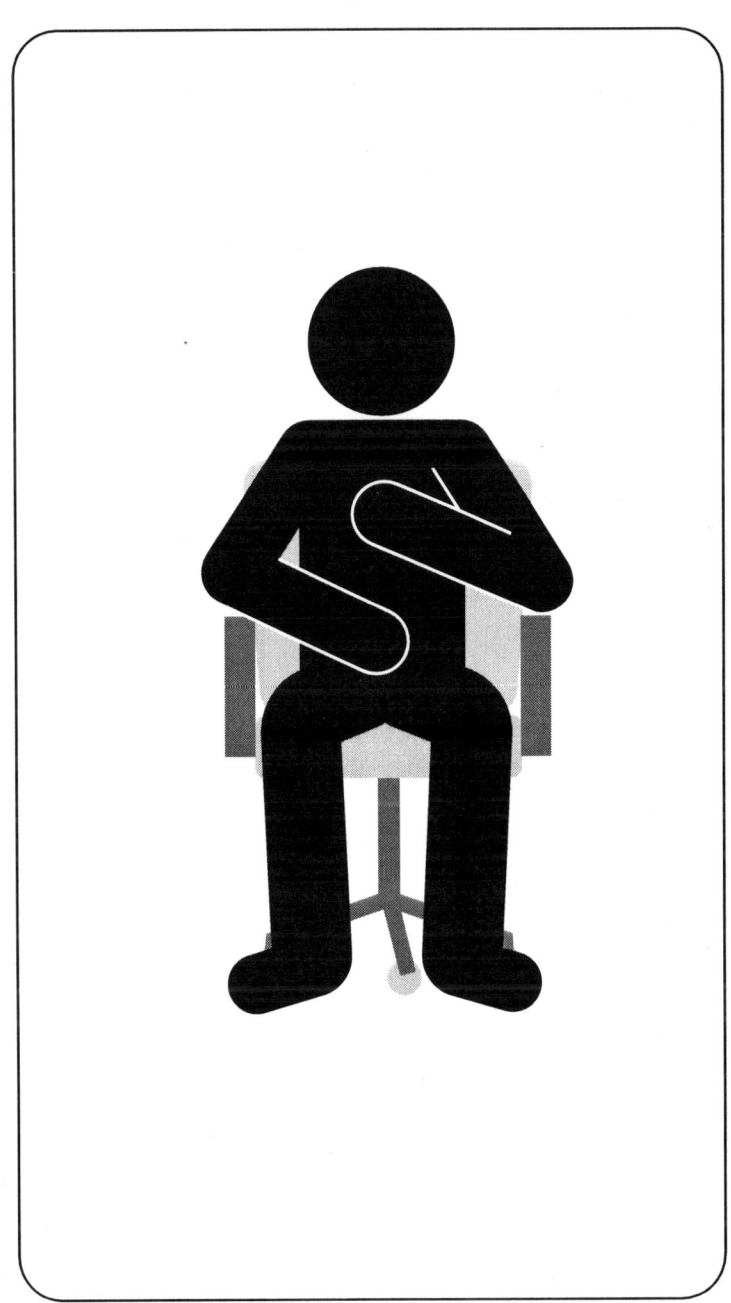

Respiración acompasada

Esta técnica de respiración puede ayudar a reducir el estrés al ralentizar tanto la respiración como el ritmo cardiaco. Si te cuesta liberar tu mente de distracciones, intenta concentrarte en un objeto que tengas delante.

▸ Siéntate recto con los pies apoyados en el suelo.

▸ Inspira y espira normalmente.

▸ A continuación, inspira y espira profundamente, inspirando despacio por la nariz hasta contar hasta cuatro y dejando que la parte inferior del vientre y el pecho se expandan.

▸ Espira despacio por la boca hasta contar hasta seis, frunciendo los labios y dejando que tu respiración emita un sonido al espirar.

▸ Repítelo durante diez respiraciones. Si tu mente se distrae, vuelve a centrarte poco a poco en la respiración.

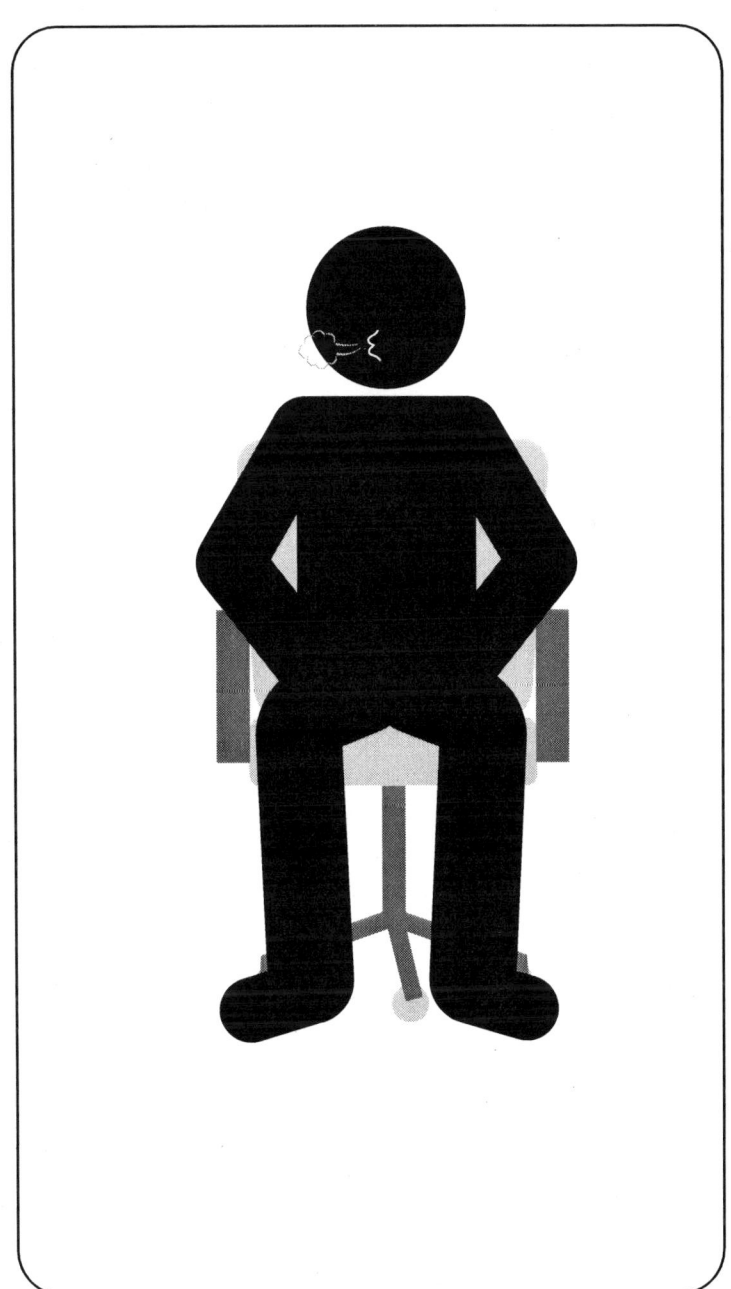

Suspiro fisiológico

Por término medio, suspiramos una vez cada 5 minutos sin pensarlo, incluso mientras dormimos. Las investigaciones han descubierto que el uso de dispositivos electrónicos, como los smartphones, reduce el número de suspiros, por lo que es aún más importante practicarlos activamente mientras se navega con el teléfono móvil o se trabaja con el ordenador. Un «suspiro fisiológico» es una técnica de respiración en la que se realizan dos inspiraciones en lugar de una, seguidas de una larga espiración. Estos suspiros inflan las células de los pulmones, eliminan dióxido de carbono de forma más eficaz, relajan el cuerpo y regulan el ritmo cardiaco, además de ayudar a reducir el estrés y la ansiedad.

▸ Siéntate recto con los pies apoyados en el suelo y los brazos descansando en una posición cómoda.

▸ Inspira dos veces por la nariz (una inspiración tras otra sin espirar entre medias).

▸ Ahora suelta el aire por la boca, haciendo una espiración larga y lenta, como un suspiro.

▸ Repítelo tres veces.

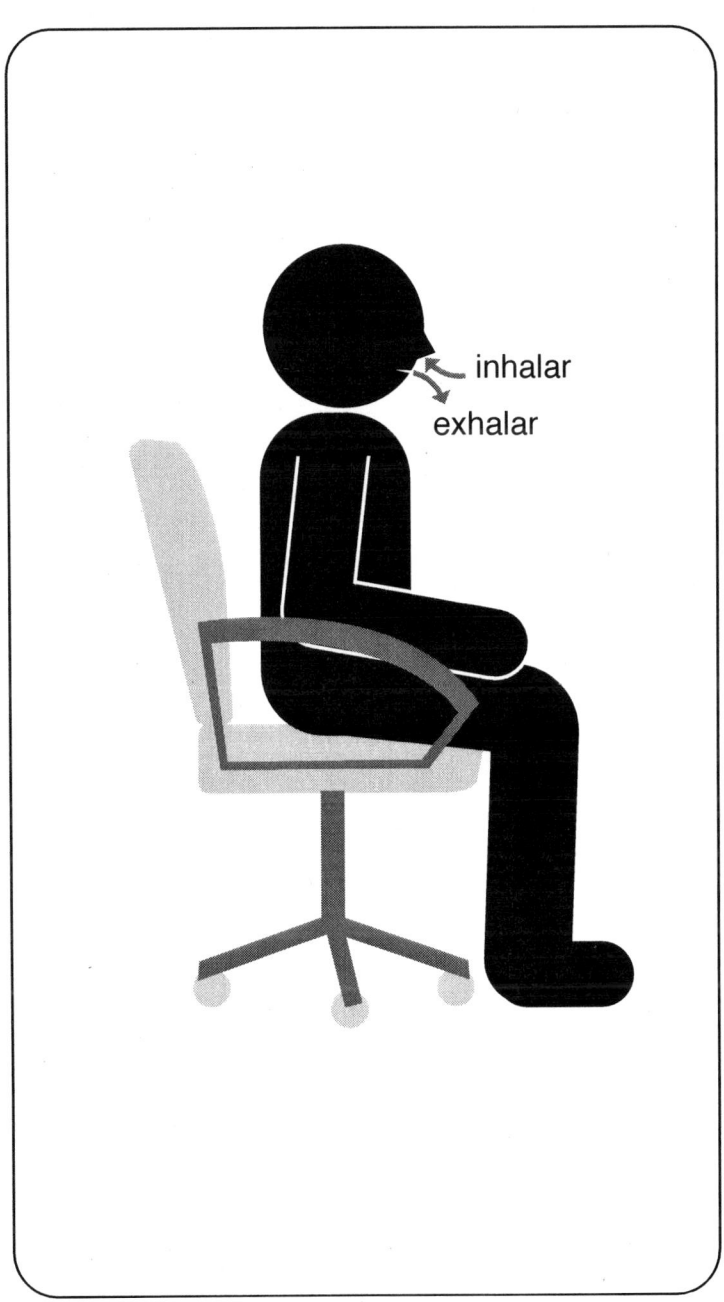

inhalar

exhalar

119

Respiración en caja

Utilizada por los Navy SEAL de EE. UU. para reducir el estrés en situaciones de mucha presión, la respiración en caja (o en cuadrado) es una forma eficaz de afrontar el estrés o la ansiedad, ya que puede disminuir la frecuencia cardiaca, la frecuencia respiratoria, la presión arterial y las hormonas del estrés. Intenta imaginarte un cuadrado para mantener la concentración. Para una relajación aún más profunda, aumenta la duración de tus respiraciones hasta contar 5 o 6 segundos, aguantando la respiración entre cada una de ellas durante el mismo tiempo.

▶ Siéntate recto con los pies apoyados en el suelo y los brazos en la posición que te resulte más cómoda.

▶ Inspira lentamente por la nariz durante 4 segundos.

▶ Aguanta la respiración otros 4.

▶ Espira lentamente por la boca durante 4 segundos.

▶ Aguanta la respiración otros 4.

▶ Repítelo cinco veces.

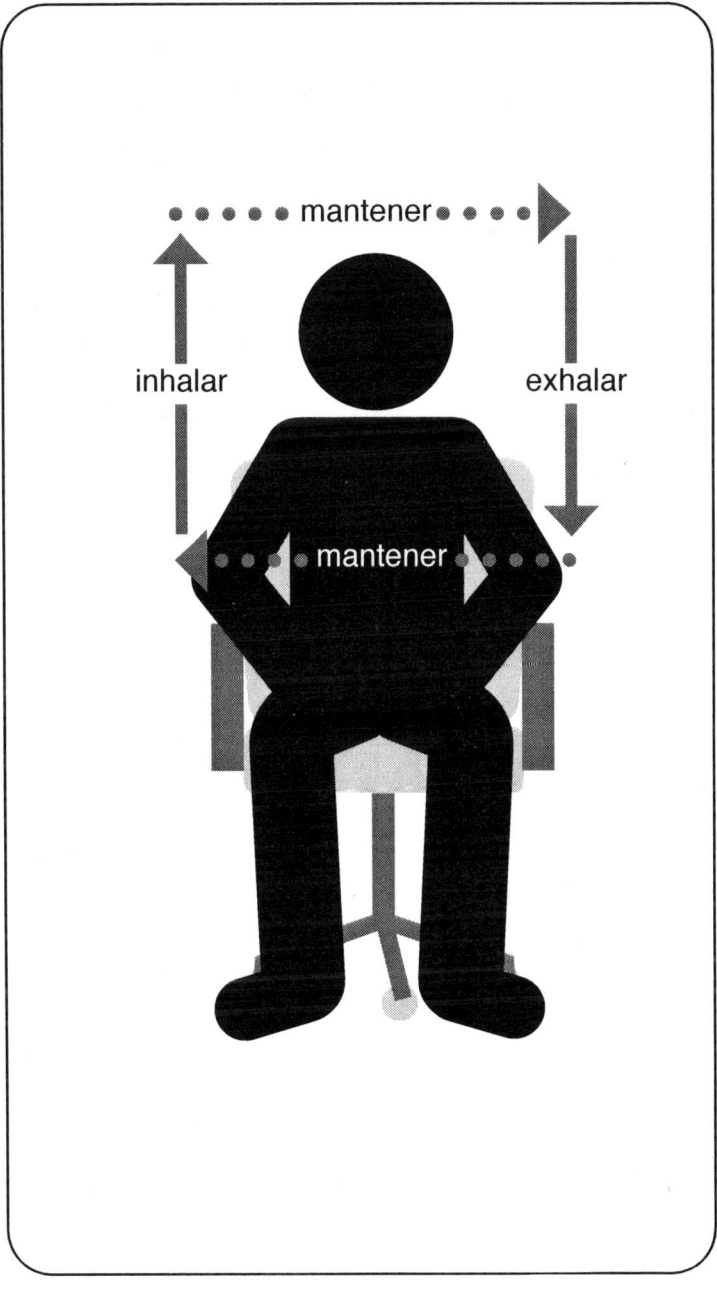

Respiración por fosas nasales alternas

Este ejercicio de respiración procede del yoga, donde se conoce como Nadi Shodhana, que se traduce como «despejar el canal de circulación». Requiere concentración para mantener el ritmo. La respiración profunda refresca el cuerpo y despeja la mente.

▶ Siéntate recto con los pies apoyados en el suelo.

▶ Tócate el entrecejo con las yemas de los dedos índice y corazón de la mano derecha.

▶ Cierra los ojos e inspira y espira profundamente por la nariz. Tómate el tiempo de relajarte y concentrarte en la respiración.

▶ Utiliza el dedo pulgar derecho para cerrar la fosa nasal derecha e inspira por la izquierda. Asegúrate de que tu respiración es constante y continua.

▶ Utiliza el dedo anular derecho para cerrar la fosa nasal izquierda, libera la fosa nasal derecha y espira.

▶ Inspira por la fosa nasal derecha y vuelve a cambiar de fosa.

▶ Repítelo diez veces.

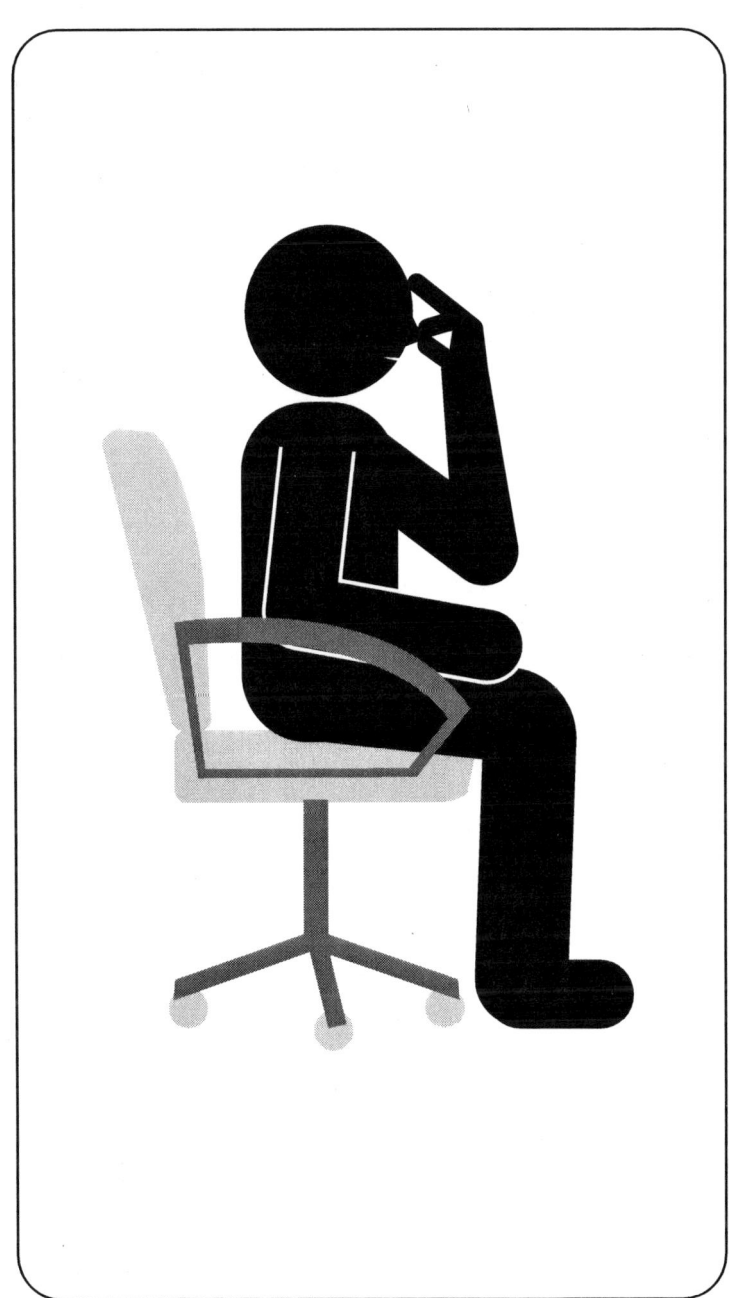

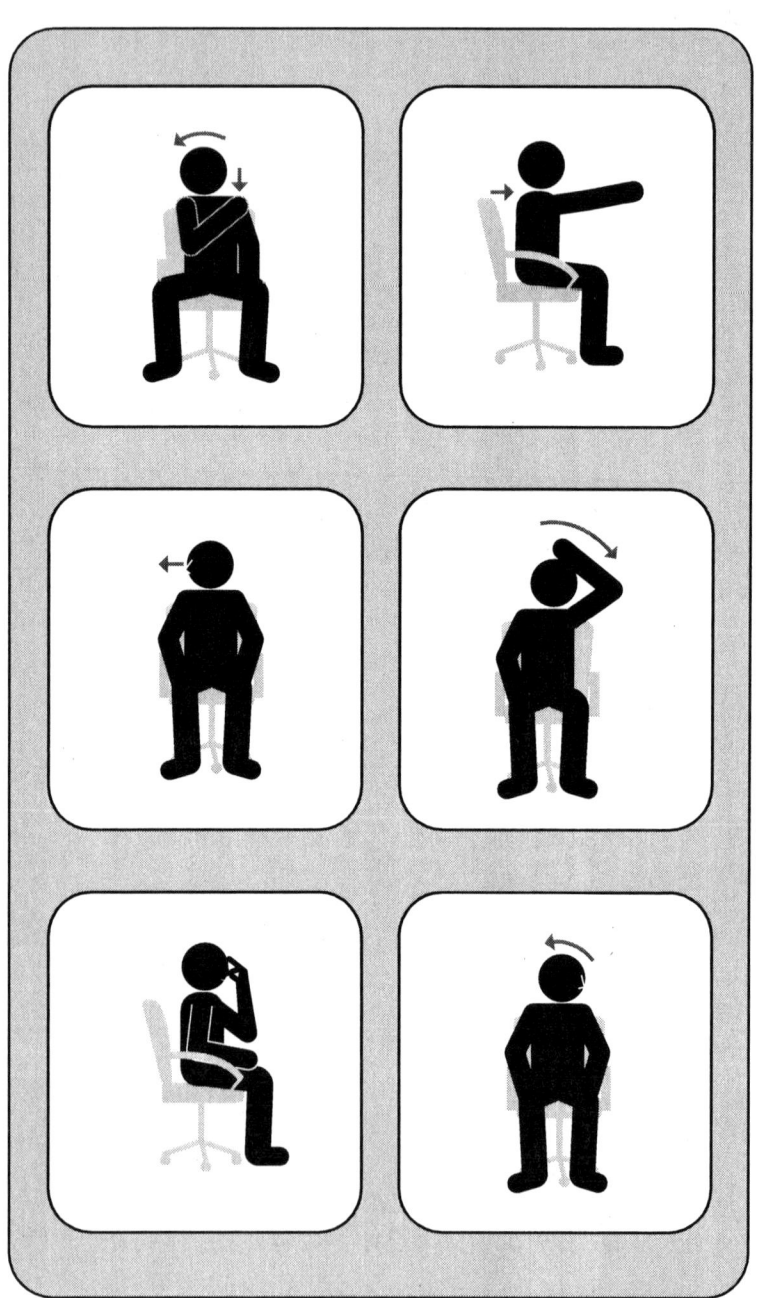

Epílogo

Este libro te ha proporcionado una plétora de ejercicios y técnicas para mantener el cuerpo en movimiento a lo largo del día cuando tengas que pasar largos periodos de tiempo sentado. Si sigues cada ejercicio, habrás estirado y fortalecido los músculos desde la cabeza hasta los dedos de los pies, liberado tensiones y mejorado tu postura.

Puede que nos resulte difícil acordarnos de movernos y estirarnos mientras estamos sentados, pero con la ayuda de las herramientas y la inspiración de este libro podrás crear hábitos de movimiento saludables dondequiera que te encuentres.

Los pequeños hábitos saludables marcan una gran diferencia cuando se practican con regularidad, así que sé constante y pronto te sentirás más fuerte, más tranquilo y más a gusto. Dedicar tiempo a hacer cualquier tipo de ejercicio y asegurarte de que el lugar donde te sientas favorece tu bienestar general es una inversión en tu salud y vitalidad futuras. Nunca somos demasiado jóvenes ni demasiado viejos para cuidar mejor nuestro cuerpo, sea cual sea nuestro estilo de vida. Ahora relaja la mandíbula, deja caer los hombros y ¡no olvides estirarte!